# Limonada

por

## JACKIE NG

# Contenido:

# Introductión

Damas y caballeros,

¿Saben qué es un tumor cerebral? ¿Pueden imaginarse cómo afectaría tener uno?

Yo nací sana y gordita en 1966, y soy un producto del sistema educativo local. Tras graduarme en la Universidad Nacional de Malasia, entré en el mundo empresarial. Mi vida laboral era satisfactoria y me esperaba algo mejor cuando, a los 32 años, me diagnosticaron un tumor cerebral.

A los cuatro días del diagnóstico me tuvieron que operar del cerebro durante 8 horas. Después tardé 6 meses en recuperarme, estaba en cama, me costaba hablar y veía doble.

Estaba equivocada cuando pensé que el tumor había desaparecido para siempre, ya que el neurocirujano encontró un residuo un año después. Me dijo que había que extirpar el residuo para evitar más daños neurológicos, pero que no se podía recurrir a la cirugía porque el residuo estaba situado muy cerca de la aorta. Por ello, recomendó la radiocirugía estereostática, en la que se concentra un haz muy potente para eliminar el residuo sin afectar a los tejidos circundantes. A los seis meses de la intervención de radiocirugía estática estereoscópica, sufrí un ataque grave en el que todo mi cuerpo convulsionó violentamente y perdí el conocimiento durante unos segundos. Tras aquel ataque, tuve que utilizar una silla de ruedas y aparatos para caminar. Esta vez, no había recuperación posible.

Enfrentándome a la vida con una discapacidad, me refugié en mi mundo y, con el paso del tiempo, olvidé cómo reír, cómo comunicarme con los demás y cómo volver a ser gay. Me sumergí en la depresión. El miedo a crear más inconvenientes a mis seres queridos me hizo tomar las riendas de mi vida.

A los seis años del primer ataque empecé una fisioterapia seria. La fisioterapia es un camino largo y tedioso, pero me propongo no dejar que mi enfermedad vaya de mal en peor. Además, todos los fines de semana nado. Mi mejor marca personal es 1000 metros braza en 45 minutos.

Tener un cuerpo más fuerte aumentó mi confianza, ya que participé en varias actividades, las más memorables fueron el buceo (sumergirme en el mar para explorar el mundo submarino), y un concurso de pasarela en el que usé un andador para caminar por una plataforma de 12 metros.

A pesar de mis limitaciones, preferí centrarme en las cosas que podía hacer. Por ejemplo, leer y escribir. Escribía un diario y un blog. Presenté artículos a un periódico local donde se publicaron. Animada por los comentarios de los lectores, quise compartir mi historia con más gente. Por eso, a finales de 2020 publiqué mis memorias médicas en inglés y chino. Rising y un libro en chino titulado 窗外有蓝天。

Tras la publicación de los libros, tengo que prepararme para la entrevista, así que me apunté a Toastmasters, también ha llegado el momento de repasar mis habilidades para hablar y escuchar. Mi meta es convertirme en un orador y evaluador eficaz tanto en inglés como en mandarín.

Muchas gracias por seguir leyendo.

# Capítulo Uno

## Mis Humildes Comienzos

Yo nací en 1966 en una familia con ingresos por debajo de la media. Mis padres tuvieron ocho hijos, dos niños y seis niñas; yo soy el séptimo. Mi madre dio a luz a una niña en 1954, luego a dos niños en los tres años siguientes y, por último, a seis niñas en un lapso de ocho años. Desgraciadamente, la más pequeña no sobrevivió, un defecto congénito le causó la muerte en la infancia. Afortunadamente, ninguna de las niñas fue dada en adopción, una práctica común en aquella época. Vivimos con nuestra abuela paterna en una casa de madera en una zona ilegal muy cerca del centro de Kuala Lumpur. En la parte de atrás de nuestra casa había un estanque y una parcela de tierra donde teníamos nuestro huerto de flores, verduras y árboles de tapioca y papaya. Mi madre criaba gallinas y patos cerca del estanque. Cada día, cuando hacía calor y mucha humedad, los patos se divertían nadando en el estanque. En el estanque crecían lentejas de agua a las que mamá arrancaba, cortaba, cocinaba y luego daba de comer a los patos. Delante de la casa había un terreno muy grande, la empresa de construcción de un pariente a veces enviaba maderas no deseadas o usadas. Las maderas que se podían utilizar como leña, las cortábamos y las guardábamos para el fuego de la cocina, mientras que las maderas que eran duras y buenas, las guardábamos para utilizarlas en el futuro; para reparar o restaurar la casa. Usábamos el agua del pozo para lavar, cocinar y beber. No hubo electricidad en la casa hasta mucho después. Cuando yo estaba en tercero de primaria, compramos nuestro primer televisor. Dos años más tarde, logramos solicitar el suministro de agua a la empresa de servicios públicos correspondiente. También solicitamos un teléfono fijo. Todos nuestros vecinos son parientes cercanos; crecimos rodeados de muchos tíos, tías y primos.

Mi padre era taxista y mamá ama de casa todo el día. Me inscribí en una escuela primaria china cercana para empezar mi educación. Por aquel entonces no podíamos permitirnos el lujo de ir a la guardería, ya que a mis padres les costaba llegar a fin de mes y tenían que alimentar a once bocas cada día. Al llegar al primer curso, dos de mis hermanas mayores trabajaban como sastres o estaban aprendiendo el oficio. Mi abuela paterna, originaria de China, creía firmemente que las niñas debían permanecer en casa, mientras que los niños podían jugar al aire libre. Ella se aseguró de que las niñas fuéramos preparadas para ser brillantes amas de casa. Mi hermana mayor se casó en una ceremonia de gran tradición china tras una cita a ciegas concertada.

Mi infancia fue, al menos, aburrida. Todavía recuerdo el primer día de clase: como mi nombre completo es de niño, no me di cuenta de que era mi nombre el que el profesor acababa de pronunciar, hasta que, avergonzada, el profesor señaló que el nombre era mío, porque estaba muy acostumbrada a que me llamaran por mi apodo en casa y esperaba lo mismo en la escuela.

Mi abuela y mi madre creían que era más importante educar a las hijas para que fueran sabias amas de casa que mujeres de éxito, por lo que mi madre enseñaba a sus hijas a realizar tareas domésticas como ordenar, limpiar, cocinar y coser a una edad temprana. Así pues, mis hermanas y yo éramos buenas chicas hogareñas, mientras que mis hermanos sí podían pasar tiempo al aire libre. Por eso ahora todas mis hermanas son buenas amas de casa, pero por suerte no se llevaron consigo la idea de que las tareas domésticas son más adecuadas e importantes solo para las niñas.

Nuestra abuela murió de cáncer de garganta a los ochenta y tres años, en 1978, cuando yo cursaba sexto de primaria. Murió de hambre porque, pocos meses después de que le diagnosticaran un tumor en la garganta, no pudo tragar nada, ni comida, ni bebida, durante seis meses. Era una mujer capaz y fuerte, aunque tuviera los pies atados, se recogiera el pelo en un moño detrás de la cabeza y vistiera únicamente de negro, azul o gris. Mi abuela se quedó viuda muy joven, y mi abuelo murió a los treinta años y fue enterrado en Teluk Intan. La abuela, una mujer fuerte, crio sola a cuatro niños y dos niñas. Tenía una tienda de ultramarinos en Kuala Kangsar antes de emigrar a Kuala Lumpur. Por eso mi abuela hablaba malayo con mucha fluidez; aún recuerdo cómo me enseñaba a hablar malayo y cómo me pedía que practicara cada vez que iba a comprar nasi lemak a un puesto malayo. Según mi madre, mi abuela rara vez se quejaba de tener dolores o molestias, llevaba una agenda diaria muy apretada. Mi abuela tenía muchos amigos en el pueblo, y cuando la gente nos preguntaba dónde vivíamos o quiénes éramos, solo teníamos que decirles que éramos las nietas de fulanito y menganito. Casi todos, si no todos, los habitantes del pueblo asistieron al funeral de nuestra abuela.

# Capítulo 2

## 1973-1985

Mis hermanos y yo éramos obedientes. Como crecimos en una familia china tradicional, nos dijeron que los niños deben tener oídos, pero no boca. Si queríamos decir algo, era mejor que fuera importante y cierto. Con el tiempo, el silencio se convirtió en oro. Hablar en público estaba más allá de nuestra imaginación.

En la evaluación del sexto grado no me fue bien, aunque el examen era en chino, excepto las pruebas de lengua nacional e inglés, que reprobé en ambas. Como sabía que me inscribiría en una escuela secundaria nacional donde todas las asignaturas se impartían en malayo, excepto el inglés, pasé todas las vacaciones escolares de fin de curso intentando mejorar el malayo. Leía en el diccionario malayo que tenía en la mano. En aquella época me escapaba de hacer bastantes tareas domésticas. Enseguida empecé las clases de remoción (las clases de remoción eran clases de transición hechas a propósito para que los alumnos de primaria chinos o tamiles hicieran el cambio a la secundaria nacional). A pesar de que mi nivel del idioma nacional me permite superar fácilmente la clase de Remoción. No desistí y siempre intentaba mejorar el malayo sabiendo lo importante que es para la educación local. Sin embargo, mi nivel de inglés era muy distinto.

Poco después, a mitad del segundo año, durante los exámenes trimestrales, estábamos haciendo la asignatura de arte y la profesora de inglés era la encargada de calificar nuestros exámenes de inglés. Rápidamente, levanté la mano, y el profesor empezó a bombardearme diciendo: "no tienes ni idea, podría darte un cero por esto ¿sabes?". Recordé que era una redacción titulada "Mi afición". Me imaginé que la profesora no se habría enfadado tanto si no hubiera empezado la redacción con "Mi afición a la lectura" y la hubiera terminado con las mismas palabras. Adivinaste bien: escribí una redacción de cuatro palabras. Después de clase, volví a casa muy triste, avergonzada y con mala cara. Cuando mi madre me preguntó qué había pasado, le dije que el profesor de inglés me había regañado por mi pobre inglés. Luego me puse a llorar. Más tarde, mi madre me preguntó si quería ir a clases de inglés, pero le dije que no porque sabía que los gastos supondrían una carga más para la familia. Los días siguientes me sentí muy triste y avergonzada con mis compañeros. Al mismo tiempo, decidí hacerlo por mi cuenta, y las semanas y meses siguientes me encontraba leyendo material en inglés: libros de literatura, revistas, periódicos o cuentos, siempre con un diccionario de lectura de inglés a mi lado. Por fin, el examen de fin de curso me recompensó con ochenta puntos en inglés. Mientras entregaba el examen, el profesor de inglés me dijo que mi inglés había mejorado muchísimo y me preguntó si había recibido clases, a lo que respondí con orgullo: "No, mejoré por mi cuenta". Mirando atrás ahora, si no hubiera sido por el cruel profesor de inglés, quizá no estaría escribiendo esto en este momento. Sin embargo, no estoy de acuerdo con las acciones del profesor; avergonzar a un estudiante en público podría haber salido bien o mal. Afortunadamente, respondí positivamente.

Un año después, saqué una nota alta en Bahasa Malaysia y una nota alta en inglés en una evaluación nacional de primer ciclo de secundaria (SRP). Dos años después, conseguí matrícula de honor en Lengua Malaya y Distinción en Inglés en la Evaluación de Secundaria Superior (SPM).

Después de la educación secundaria, me convertí en una joven de diecinueve años segura de sí misma. Tras haber pasado seis años muy buenos en la escuela secundaria, como estaba previsto, entré en el sexto curso inferior para hacer Economía y Ciencias. A pesar de que las asignaturas me parecían muy duras, me alegré de haber podido seguir adelante y de haberme presentado al examen público más difícil: el STPM (abreviatura de Sijil Tinggi Perlajaran Malaysia). Cuando salió el resultado, solicité el ingreso en una universidad pública; no tuvo éxito mi primera solicitud. Pensé que las puertas de la universidad se cerraban para siempre ante mí, así que me apunté a tiempo parcial al curso del Institute of Chartered Secretary. Pasé el primer nivel con excelentes resultados. En el segundo año, uno de mis antiguos compañeros me animó a que volviera a solicitar el ingreso en una universidad local con el mismo resultado del STPM. Yo estaba escéptica, pero me presenté en cualquier sitio. Mientras tanto, seguí con el curso profesional. Durante el tiempo que transcurrió entre la espera de mi respuesta a la universidad, perdí a mi padre a causa de un paro cardíaco. Esta vez, la situación era muy distinta a la de mi abuela, mientras veíamos con nuestros propios ojos cómo el cáncer de garganta la torturaba y la mataba de hambre en seis meses. Para nuestra desgracia, no había nadie cerca de mi padre antes de que diera su último suspiro, pues estaba solo en casa cuando ocurrió el incidente. Tenía entonces cincuenta y ocho años, la fecha fue el 10 de agosto de 1987. En aquel momento, yo tenía veintiuno. En ocasiones me culpaba por no saber suficiente sobre su salud y ser más consciente de su condición. Y me prometí que lo mismo no le ocurriría a mi madre.

# Capítulo 3

## La Vida Sin Un Padre

La pérdida inesperada de nuestro padre fue impactante, no nos lo esperábamos. Habíamos perdido al hombre de la casa, nuestro proveedor. Todos estábamos en estado de shock, pero mamá se mantuvo firme para mantener el rumbo. Asistimos al velatorio y al funeral con el corazón entristecido. Por si la situación no fuera suficientemente mala, al poco de morir papá aparecieron unos cuantos deudores. Mi madre saldó todas las deudas en pocos años.

A los pocos meses de fallecer mi padre, me llegó una carta de la Universidad Nacional de Malasia (UKM) en la que me informaban de que mi solicitud para estudiar en la Facultad de Económicas había sido aceptada. Inmediatamente, pensé si debía aceptar la oferta, porque aceptarla significaba otra carga financiera para mi madre y tener que irme de casa. Porque a mi madre ya le costaba mucho llegar a fin de mes, al tener que soportar los gastos de la familia y las deudas de mi padre. Hace unos años, mamá y papá empezaron a montar un puesto de comida en un taller. Unos cuantos deudores aparecieron y afirmaron que mi padre les debía dinero, sin que hubiera forma de verificar sus reclamaciones; como mi madre es muy ahorradora y prudente con el dinero, se las arregló para pagar todas las deudas, sin ayuda de nadie, unos años después de la muerte de mi padre. Después de que mi madre me alentara insistentemente, en abril de 1988, con el corazón entristecido, me marché a la Universidad Nacional de Malasia. Por las tardes, corría sola y a veces jugaba sola al squash. Raramente me juntaba con amigos para comer o cenar por miedo a que ese tipo de socialización me ocasionara gastos extra, ya que trabajaba con una asignación semanal muy ajustada. Por eso me gané el apodo de "llanera solitaria" en muy poco tiempo. Me esforzaba por ser autosuficiente dando clases durante los fines de semana y las vacaciones semestrales. Normalmente, volvía a casa el viernes después de la clase y regresaba al campus el lunes por la mañana temprano, puntual a la hora de la clase. Durante esos trayectos al campus, el corazón me pesaba de tristeza y preocupación por mi madre debido a su mal estado de salud. Los viernes, después de bajar del autobús, mis piernas no podían avanzar lo bastante rápido para llegar a casa. Estaba muy concentrada en mi estudio y no me importaban mucho otras actividades o relaciones. Mi vestimenta en el campus consistía en dos pares de vaqueros y algunas camisetas. Mi mayor orgullo fue ser la única que sacó un 10 en Microeconomía entre mis compañeros del mismo curso.

Tras pasar dificultades económicas durante cuatro años, obtuve la licenciatura en Economía con honores en 1992. Cuando acabé la carrera, todos mis hermanos y hermanas estaban casados y tenían familia. Asistieron a la convocatoria mi madre y mi hermano mayor. Antes de la ceremonia, ya había comenzado a enviar cartas de solicitud de empleo. Finalmente, conseguí un trabajo en un gigante del comercio minorista del país y empecé a trabajar unos días después de la convocatoria. Con el título en la mano, ansiaba incorporarme al mundo empresarial.

En agosto de 1992 comencé a trabajar como aprendiz de gestión. Entre clase y clase, a los aprendices se les asignaban varias tiendas para que se familiarizaran con el entorno empresarial real. Después de la formación oficial, me asignaron a la tienda principal de la empresa para supervisar el funcionamiento de varios departamentos. Me esforcé muchísimo, incluso trabajando muchas horas y los fines de semana en los periodos de más trabajo. En 1994 se produjo un gran avance, cuando las oficinas centrales reconocieron mi forma de gestionar y dirigir los departamentos, en particular la "Tienda de Papá Noel" (una tienda temática navideña). A principios del siguiente año me transfirieron a la sede central, después de algunos retrasos causados por las disputas entre mis entonces superiores inmediatos y futuros.

Mi nueva responsabilidad consistía en comprar productos de papelería para cinco grandes almacenes. Mi perfil laboral se modificó y aumentó enormemente y con rapidez a raíz de los rápidos planes de reestructuración y expansión de la empresa. La expansión de la empresa era tan rápida que cubría todo el país, por lo que mi trabajo también implicaba viajar mucho, cosa que me gustaba.

Me prometí a mí misma cuidar muy bien de mi madre y darle una vida cómoda en el futuro. Y pude hacer ambas cosas cuando empecé a trabajar. Dado que me iba pronto a trabajar, mi madre y yo solíamos desayunar juntas los fines de semana y los días laborables estaba en casa para cenar. Durante el fin de semana o antes de cualquier celebración importante, llevaba a mi madre al mercado o a cualquier tienda donde necesitara comprar sus productos básicos. En ocasiones, empezábamos el fin de semana paseando para hacer ejercicio. Debido a sus problemas estomacales y gastrointestinales, me encargaba de controlar su alimentación, y le enseñaba a manejar aparatos electrónicos sencillos y a leer, reconocer y diferenciar caracteres chinos en un periódico chino, ya que una madre no tiene la oportunidad de ir a la escuela, ni diurna ni nocturna. Tras trabajar tres años, ahorré lo suficiente para llevar a mi madre de vacaciones a Brisbane (Australia). A partir de entonces, mi madre y yo nos íbamos de vacaciones todos los años, sobre todo durante el fin de año. Nuestros destinos incluían Guangzhou, Shanghai, Hangzhou, Suzhou, Wuhan,

Kunming en China, y vacaciones en crucero a Pattaya, Bangkok y Phuket.

Además de estar con mi madre, también me gusta ir de vacaciones con amigos y colegas. Cuando pensaba que mi próximo destino de vacaciones sería algún lugar de Europa, ocurrieron unos acontecimientos horribles e imprevistos.

# Capítulo 4

## Menta Confundida

Desde el sexto grado solía tener ataques de dolor de cabeza y, cuando me atacaba, me ponía de muy mal humor. Creía que se debía al poco sueño o al mal tiempo, y tomaba analgésicos para calmarme. El dolor de cabeza solía desaparecer en una o dos horas. Hice lo mismo en la universidad y en mi vida laboral. De lo que no me daba cuenta era de que los analgésicos habían perdido su eficacia, cada vez sentía el dolor durante más horas. En ocasiones me despertaba en mitad del sueño ese repentino ataque y tenía que avisar de que estaba enferma al día siguiente. El médico de familia no sospechaba nada; decía que el dolor de cabeza podía deberse a una migraña. En 1997, una tarde, sentí más bien que algo se tambaleaba durante unos segundos en mi cerebro después de reírme a carcajadas con unos compañeros de la oficina. Como no me di cuenta de que era un síntoma de algo grave que estaba esperando a ser descubierto, no le di más importancia. En nuestras últimas vacaciones a Yunnan, China, en marzo de 1998, nuestro estado de ánimo se vio empañado por un persistente dolor de cabeza durante todo el viaje. Cuando viajábamos de noche en tren a Gui Yang vomité de camino al baño, para mayor disgusto de una empleada que nos reprendió a mi madre y a mí. Cuando volvimos a casa, los dolores de cabeza seguían apareciendo de vez en cuando, pero no le dimos mucha importancia. Un domingo de noviembre de 1998, después de lavar el automóvil, sentí de repente un terrible dolor de cabeza. Me acosté pensando que me sentiría mejor después de dormir un poco cuando me desperté sintiéndome aún peor, seguido de un vómito terrible. Fue entonces cuando mi madre insistió en que fuera a hacerme un chequeo completo al día siguiente. El 15 de noviembre de 1998, tras escuchar cómo me dolía la cabeza, el médico ordenó una tomografía computarizada del cerebro.

Lo que me dijo el médico después de la tomografía me impresionó mucho. Al instante muchas preguntas invadieron mi cabeza. ¿Qué tumor? ¿Era canceroso? ¿Qué podía hacer ahora? El médico me explicó que era un tumor cerebral y que su tamaño era tan grande que presionaba los nervios, razón por la que me dolía la cabeza. El médico nos dijo que había que operarme, pero que en el hospital no había servicio de neurocirugía. Nos recomendó a un neurocirujano, el Dr. Richard Verrapan, y nos dijo que debíamos acudir a él inmediatamente. En lugar de eso, mi madre y yo nos fuimos a casa para reflexionar sobre la grave noticia. Reservé una cita con el neurocirujano y almorzamos en silencio. Después de comer, trajimos las placas del TAC y fuimos a consultar al Dr. Richard Verrapan. Tras estudiar las placas, pidió una resonancia magnética del cerebro. El escáner tardó hasta una hora y otros treinta minutos en procesar el resultado. Estuvimos esperando ansiosamente en la sala de espera del Departamento de Radiología. Tras ver los resultados de la resonancia, el neurocirujano confirmó que había un tumor en el cerebro y que este ejercía presión sobre mi cerebro hacia un lado. Había que realizar una operación cerebral lo antes posible porque el riesgo de no extirpar el tumor era mayor que el riesgo de la propia operación, ya que el crecimiento podría reventar dentro del cerebro. Todo lo que podía pensar en aquel momento era que una vez que los tumores estuvieran fuera de mi cerebro, podría seguir con mi vida, así que acepté la operación. Al volver a casa, mi hermana menor nos sugirió que buscáramos una segunda opinión, así que al día siguiente consultamos a otro neurocirujano, el Dr. Lee Foo Chiang. Nuevamente, el neurocirujano pidió una resonancia magnética, tras leer el resultado, el Dr. Lee nos explicó que el tamaño del tumor era de 3,5cmx3,5cmx3,5cm. Y añadió que este tipo de crecimiento consistía en agua y no es canceroso, que él había extirpado con éxito muchos tumores de este tipo en sus más de veinte años como neurocirujano. Además añadió que la tasa de éxito de la cirugía era superior al noventa por ciento. Lo que acababa de decir sonaba convincente, por lo que la confianza en el neurocirujano creció en nuestro interior, así que accedimos a que el neurocirujano realizara la operación. El asistente del neurocirujano se encargó inmediatamente del papeleo necesario y me recordó que ingresara para la preparación preoperatoria al día siguiente. Todo iba tan deprisa que apenas tuve tiempo de buscar más información sobre el tumor cerebral y prepararme para la cirugía cerebral para extirpar un tumor. No tuve tiempo ni de hacer un traspaso adecuado del trabajo que estaba realizando; solamente tuve tiempo de informar a la dirección del estado en que me encontraba antes de darme de baja médica.

El 20 de noviembre de 1998 me llevaron al quirófano para someterme a una arriesgada operación cerebral. Nunca se sabe lo que va a pasar. Como no había nada que preparar o predecir sobre el resultado de la operación, entré en el quirófano con una mente positiva y tranquila. El personal médico, antes de la operación, tenía que realizar un procedimiento para determinar si había algún bloqueo en alguno de los nervios. En caso de que hubiera bloqueos, el Dr. Lee había planeado extirparme uno de los nervios de la pierna para hacer un trabajo mecánico en el cerebro. La cirugía, ardua y delicada, duró unas ocho horas. Durante todo el tiempo que duró la operación, la familia, los parientes y los amigos esperaron ansiosos fuera del quirófano. Tras la operación, la enfermera me sacó en camilla. Todos se sintieron aliviados cuando vieron que abrí los ojos un segundo. Instantáneamente, volví a cerrar los ojos, y todo el mundo se fue a casa y a mí me llevaron en camilla a la UCI. Más tarde supe que eran casi las once de la noche.

Permanecí muy quieta intentando observar y escuchar lo que me rodeaba. Aún estaba aturdida por el efecto de la anestesia y poco a poco abrí los ojos en una habitación poco iluminada, con una mascarilla de oxígeno en la cara. Creo que era plena noche porque el entorno parecía muy silencioso, a excepción del sonido que se oía al toser a cierta distancia. Tenía mucha sed, pero era imposible pedir algo debido a la máscara de oxígeno que tenía en la cara y la enfermera parecía muy ocupada y no me miraba. Había un monitor sonando cerca, intenté girar la cabeza, pero me fue imposible porque me di cuenta de que tenía la cabeza sujeta a unos cables. Para mi horror, cuando intenté mover las extremidades, únicamente la mano izquierda lo hizo, las demás se negaron a moverse. Tenía tres miembros menos. Mi mente se preguntaba: ¿qué está pasando? No esperaba que el resultado de la operación fuera así, ¿qué me pasaría en el futuro? ¿Qué pasará con el trabajo? ¿Y mi madre? ¿Y mis planes y ambiciones? Tenía la imaginación desbocada y muchas preguntas, pero no había nadie para responderlas. Estuve esperando muchas horas, parecía que toda la noche, antes de recibir visitas en la UCI. Cuando vi a mi madre y a mi tía a los ojos, ya no pude contener las lágrimas. Después vino el neurocirujano, madre y tía preguntaron rápidamente por mi estado. El neurocirujano les explicó que los problemas de movilidad que tenía eran temporales y que me recuperaría poco a poco. Después de un examen inicial, el neurocirujano me dijo que me trasladarían a la sala de recuperación por la tarde.

A los dos días de la operación cerebral, no me atrevía a tocarme la cabeza, sin darme cuenta de que estaba toda hinchada; todos los días venía el neurocirujano a echar un vistazo a su obra. Unos días más tarde, me comunicó que se trataba de un meningioma y el informe del Departamento de Histología confirmó que el tumor no era cancerígeno. Luego me enteré de que la operación me había dejado una cicatriz de 270 grados en la parte superior de la cabeza. Estuve dos semanas en cama y tuve que aguantar una visión doble y una capacidad limitada para hablar. Además, tenía la calefacción interna por los aires, y sentía mucho calor cuando la habitación ya estaba fría. Me costaba mucho decir las palabras y aún más decirlas en una frase completa, pero agradecía que mi memoria estuviera intacta; era capaz de reconocer a quién y a quiénes entre mis parientes, amigos, compañeros y socios comerciales. Durante las dos primeras semanas, mi estado me causó mucha ansiedad y preocupación, sin saber si me recuperaría totalmente a como estaba antes de la operación cerebral. Toda clase de dudas y un futuro impredecible invadieron mi frágil mente.

Todos los días debía ir el fisioterapeuta para administrarme el tratamiento. Cuando el fisioterapeuta se iba, mi madre, que me acompañaba en el hospital, se encargaba de la fisioterapia. Otros familiares que venían de visita también se turnaban para masajearme las extremidades o realizar algunos movimientos sencillos siguiendo las instrucciones de los fisioterapeutas. Al cabo de la segunda semana, para tranquilidad de mis familiares y mía, había recobrado la movilidad completa de la pierna izquierda, y los movimientos de la pierna y la mano derechas mejoraron los días siguientes. Durante la tercera semana ya podía levantarme de la cama e ir al Departamento de Fisioterapia. De acuerdo con el personal médico, fue un gran logro, pero yo estaba demasiado preocupada y ansiosa por lo que me deparaba el futuro como para dejarme impresionar por este pequeño logro. No obstante mi limitación de la movilidad y mi agitación emocional, al final de la tercera semana el neurocirujano me dio el alta para que siguiera recuperándome en casa. Pero antes de enviarme a casa, consulté con el neurocirujano cuáles eran las probabilidades de que se repitiera, y su respuesta; fue un 13%. Más tarde me enteré de que había caído en este porcentaje. Eso sí que es mala suerte.

A los cuatro días de volver a casa, me ingresaron de nuevo, esta vez debido a un trastorno sanguíneo; los glóbulos rojos seguían descomponiéndose, lo que hacía que el nivel de hemoglobina y plaquetas descendiera a un nivel peligroso. En esta ocasión, el hematólogo y las enfermeras se unieron en torno a mí. Intentaron determinar la causa sin éxito durante más de una semana. Me administraban infusiones de sangre a diario, pero el nivel de hemoglobina no resultaba satisfactorio. Como último recurso, el hematólogo me hizo una biopsia de médula. Por milagro, un día después los glóbulos rojos dejaron de romperse y ese día coincidió con la Nochebuena de 1998 y me dieron el alta antes de Año Nuevo.

Al cabo de cuatro meses volví al trabajo, aunque seguía caminando con una ligera cojera debido a la debilidad de la pierna derecha, mi tobillo derecho no era tan flexible como antes, pero podía ir en mi vehículo al trabajo. Mi coordinación y mi habla nunca volvieron a ser lo que eran antes de la operación cerebral.

# Capítulo 5

## Catastrófico

Le agradecí a la empresa su continuo apoyo mientras me recuperaba durante cuatro meses antes de volver al trabajo. Tras incorporarme al trabajo, la empresa no me apresuró, sino que me permitió asumir la plena responsabilidad a mi propio ritmo. En cambio, seguía siendo un paciente muy obediente, tomaba la medicación a tiempo e iba a las citas médicas como estaba previsto. Todos los años hacíamos una resonancia magnética para controlar el estado del cerebro, sobre todo el cambio de posición de la línea media. A partir del resultado de la resonancia magnética del segundo año, el neurocirujano detectó un residuo y me sugirió que me deshiciera de él antes de que causara más daños neurológicos. Como el residuo estaba muy cerca de la aorta, la cirugía no era una opción, el neurocirujano recomendó la radiocirugía estática estereoscópica (caracterizada por un haz intenso dirigido al tejido anormal mientras se dispersa el tejido normal que rodea la zona afectada), lo que también se denomina "bisturí gamma" o "láser". Además, el neurocirujano me explicó que, con este método, la cirugía no tenía que ser demasiado invasiva y los tejidos circundantes no sufrirían ningún daño. Así pues, en diciembre de 2000 me operaron de la denominada cirugía SRS, y el tiempo de preparación por parte del equipo médico fue mucho mayor que el de la propia operación. Para evitar que mi cabeza se moviera durante la intervención, el neurocirujano me colocó un casco de aspecto robótico. Cuando entré en el quirófano, un especialista me vendó los ojos y algunas personas más fueron a revisarme antes de dejarme solo en una mesa muy fría. El haz tuvo que aplicarse varias veces, cada vez en ángulos diferentes, por lo que mi cabeza tuvo que moverse varias veces. La precisión era muy importante, al igual que los mapeos y los cálculos. Todo el procedimiento no duró más de dos horas.

En junio de 2001, mientras comía con unos compañeros, experimenté una extraña sensación en el pie derecho. Enseguida todo mi cuerpo sufrió una violenta convulsión, la mesa que sostenía temblaba tan fuerte como en un terremoto. Perdí el conocimiento en el proceso cuando volví en mí; hablaba en un idioma extraño según mis compañeros. Los compañeros me llevaron rápidamente al hospital cuando ya estaba lo bastante despierta, pero me sentía tan débil físicamente que apenas podía andar. Como había llamado antes, el neurocirujano me estaba esperando; más tarde me explicó que lo que acababa de sufrir era un tipo de ataque causado por la epilepsia, que es muy común en personas con lesiones cerebrales; se debía probablemente a una inflamación o a una lesión en el cerebro. Independientemente de lo que fuera, tuve que ser ingresada para observación. Los ataques de epilepsia afectaron la funcionalidad de los músculos del lado derecho de mi cuerpo y de mi pierna derecha. De la noche a la mañana comprobé que todos los grupos musculares afectados estaban debilitados. Además, la epilepsia me dejó los dedos de los pies y del tobillo inmóviles y me causó problemas de coordinación. Al día siguiente me enviaron a casa con medicamentos anticonvulsivos que me había recetado el neurocirujano, el cual me recomendó fisioterapia como tratamiento. Dijo que no podría volver a caminar sin ayuda. Cuando los medicamentos correspondientes y la fisioterapia inicial no dieron los resultados que yo esperaba, buscamos tratamientos alternativos, la medicina tradicional tanto china como malaya, incluso acudimos a varios templos en busca de ayuda divina, los cristianos cantaban y rezaban por mí, cuando todo esto fracasó, el miedo, la ansiedad y la preocupación empezaron a apoderarse de mí. Para colmo, subí de peso hasta los setenta y nueve kilos debido a los esteroides que tomaba para controlar la inflamación del cerebro. Cuando los días se convirtieron en semanas y las semanas en meses sin ningún signo de mejoría, me di cuenta de que estábamos esperando contra toda esperanza. Estaba de mal humor y callada, tuve un incidente en el que me caí boca abajo y el impacto de mi peso hizo que la fila superior de los dientes delanteros se golpeara contra el suelo de cemento, por lo que ahora llevo dentadura postiza. Finalmente, olvidé cómo sonreír, cómo reír y cómo ser gay. Aunque el diagnóstico de un tumor cerebral me afectó mucho, la aparición de la discapacidad me dejó sin palabras. Estar en una silla de ruedas durante mucho tiempo es algo que va más allá de mis peores pesadillas. Me sentía indefensa, insegura y sin poder controlar nada, ni siquiera mi propio cuerpo. Ya no podía ir a trabajar y en septiembre de 2001 me dieron oficialmente de baja médica. Dejé de trabajar oficialmente después de menos de diez años. Todos los días me sentía miserable e inquieta, además de incómoda, pesada y una gran molestia para los demás. La conmoción emocional de ver cómo todo el mundo se me venía encima era demasiado para soportarla; se fue reduciendo mi círculo social a medida que me iba metiendo en mi caparazón, y más tarde aparecieron signos de depresión cuando empecé a sentir trastornos emocionales, cambios de humor y a padecer insomnio antes de tener pensamientos suicidas. Afortunadamente, no era fácil acabar con tu vida cuando estabas deprimida; además, la imaginación de lo triste que se pondría una madre si su hija muriera antes que ella me impedía cometer esa locura. Al final, me di cuenta de que no podía hacer nada para cambiar mi situación. La perspectiva de tener que vivir con una parálisis me hacía mirar hacia un futuro sombrío. Más que nunca, era muy duro ver a mi madre cuidando de mí cuando debería ser yo quien cuidara de ella y quien le proporcionara una vida cómoda. Además, no quería convertirme en una carga para la sociedad. Por eso, con el aliento y el apoyo incesantes de mis seres queridos volví a hacer fisioterapia.

Creí que si me volvía más fuerte e independiente después de la fisioterapia, facilitaría el trabajo de mi madre. Inicialmente, cambiamos la disposición de las cosas en casa todo lo posible para que me resultaran accesibles. A causa de mi inmovilidad en aquel momento, era muy inconveniente para mí viajar, por lo que empecé la fisioterapia en casa. En mi interior seguía esperando quitarme la etiqueta de discapacitada porque esperé seis años antes de inscribirme como tal en el Departamento de Bienestar del Estado. Además, a partir de entonces emprendí un intenso programa de rehabilitación, que incluyó fisioterapia e hidroterapia en el hospital dos veces por semana y fisioterapia en casa. El proceso de rehabilitación es un recorrido duro, tedioso y largo, me caí muchas veces, me levanté otras tantas y lloré todavía más, acabé con dolores y moratones, pero estaba decidida a continuar. Con el tiempo, mis esfuerzos y mis luchas, mi sudor y mis lágrimas no fueron en vano, ya que los resultados positivos se hicieron evidentes de forma gradual pero sigilosa. Bajé de peso y mis movimientos en general se hicieron más fáciles a medida que los músculos empezaban a fortalecerse. Aunque antes de la fisioterapia necesitaba una silla de ruedas para cualquier tipo de desplazamiento, después de la fisioterapia pude utilizar el andador para recorrer distancias cortas. Con los años, gané numerosas cicatrices, sobre todo en las rodillas; los hombros, tengo una fractura delgada en el hombro derecho, mientras que otras heridas se curaron sin dejar cicatrices en los dedos, los pulgares, los codos, los antebrazos y las nalgas. Normalmente, hago todo lo posible por protegerme la cabeza para no golpearme contra algo cada vez que me caigo.

Como si los problemas médicos relativos a mi estado físico no fueran lo bastante graves, iba a entrar de nuevo en el quirófano por otro problema médico. Antes del diagnóstico del tumor cerebral, mi ciclo biológico se interrumpió sin motivo aparente. Con anterioridad a la operación cerebral, mi ciclo menstrual se interrumpió durante un par de meses e inmediatamente después de la operación se reanudó el ciclo normal. Era algo rutinario cada mes hasta que se interrumpió por completo unos meses después; yo había pensado que se debía a una menopausia precoz. Luego la menstruación reapareció bruscamente después de seis años, sospeché que algo no iba bien. Tras varias pruebas con resultados negativos, el ginecólogo al que consulté me recomendó que me hiciera una biopsia del útero. El resultado de la biopsia indicaba, como era de esperar, actividades anormales en el útero. Tras tomar algunos medicamentos, me hicieron dos biopsias más en el plazo de un año y medio; los resultados fueron los mismos que en la primera. De continuar así, corría el riesgo de desarrollar cáncer de útero, de trompas de Falopio o de ovarios. Después de analizar los pros y los contras y el riesgo potencial, decidí que me extirparan los tres el 3 de julio de 2012.

# Capítulo 6

## Epilepsia

La epilepsia es una enfermedad neurológica, debido a que el cerebro sufre una sobrecarga eléctrica anormal, lo que provoca un fallo temporal del cerebro.

Si alguien sufre una crisis epiléptica, observará el movimiento incontrolable del cuerpo, las manos, las piernas, los dientes apretados y los ojos en blanco.

¿Cuáles son las causas de la epilepsia?

Existen muchas razones para que se produzca un trastorno cerebral, como la falta de oxígeno al nacer, un traumatismo craneal, un derrame cerebral, un tumor cerebral, la genética, etc., pero aún hay muchos pacientes que no pueden encontrar la causa real de la enfermedad. Los gatos y los perros también sufren de epilepsia.

A los seis meses después de la radiocirugía estática estereoscópica, un día en que mis compañeros y yo, estábamos sentados en una mesa redonda esperando nuestro almuerzo. Repentinamente, sentí un cosquilleo en el pie derecho, antes de que pudiera decir algo, se me subió a la cabeza, al segundo siguiente estaba temblando violentamente, me sujeté a la mesa y esta tembló como si hubiera habido un terremoto. Como mínimo, mis compañeros estaban estupefactos. Mientras tanto, perdí el conocimiento durante unos segundos, cuando recuperé el conocimiento, estaba mareada y hablaba en un idioma extraño a los compañeros.

La crisis fue la primera de muchas. Me produjo un profundo efecto. Después de la crisis, el lado derecho de mi cuerpo perdió todo el control y la fuerza de la noche a la mañana, lo que me llevó a la parálisis. Los ataques posteriores no fueron tan graves, pero después de cada uno de ellos apenas puedo mover la pierna derecha.

Basta un ataque para que tenga que descansar todo el día. Curiosamente, después de obtener el permiso para bucear, me enteré de que las personas con epilepsia no deben utilizar máquinas ni realizar ningún tipo de actividad acuática, a excepción del buceo.

Hay muchos factores que pueden desencadenar un ataque;

1. Estrés,

2. Fatiga,

3. Falta de sueño,

4. Conmoción cerebral, y

5. Falta de medicación.

La epilepsia es una enfermedad crónica. Hasta ahora, no tiene cura. Para controlarla, los pacientes solo pueden utilizar fármacos. Cuando empiezan a tomar un fármaco, los pacientes tienen que tomarlos de por vida. Hay pacientes que pueden tomar dos o tres tipos de fármacos al mismo tiempo.

¿Qué debemos hacer cuando alguien a nuestro alrededor tiene un ataque?

Primero: que hay que hacer es retirar cualquier objeto que sea duro, afilado o caliente del entorno para evitar que el paciente se lesione.

Segundo: retirar los alimentos sólidos y las prótesis dentales de la boca del paciente para no obstruir las vías respiratorias.

Tercero: Si el paciente tiene un ataque dentro del agua, hay que sacarlo del agua lo antes posible. Para evitar que se ahogue.

Entre tanto, hay 3 cosas que nunca debemos hacer;

1. No abstenerse, agitar o abofetear el cuerpo del paciente. Esto es para evitar que el paciente, sufra distensiones musculares, fracturas o dislocaciones.

2. Existe el mito de que las personas con convulsiones se muerden la lengua, pero no es cierto. No introduzca objetos duros en la boca, como una cuchara, y nunca meta la mano en la boca del paciente. Podría herir al paciente o herirse usted mismo.

3. Los ataques son diferentes de las situaciones de emergencia, en las que la respiración y los latidos del corazón se detienen, por lo que no es necesario realizar la RCP al paciente, basta con esperar a que el ataque termine y el paciente recupere la conciencia por sí mismo.

Por lo tanto, si alguien cercano a usted tiene una convulsión, no se asuste, solamente recuerde lo que debe y lo que no debe hacer.

# Capítulo 7

## La Luz Al Final del Tunel

Desde la operación cerebral, las citas con los neurocirujanos y las resonancias magnéticas anuales han sido mi rutina. Desde 2006 hasta 2011, la resonancia magnética no ha mostrado crecimiento ni aumento del tejido cicatricial. Después, un resultado esperanzador llegó en 2013, cuando la resonancia magnética no detectó residuos, ni tejidos cicatrizados, ni lesiones en el cerebro, lo que significa que mi cerebro, no tiene nada que afecte a los nervios. Por fin oí la noticia que llevaba esperando desde el fatídico día 1 de junio de 2001. Al conocer esta noticia, aumentó enormemente mi sensación de éxito y confianza, y la esperanza de moverme con menos ayuda creció a pasos agigantados; para entonces ya había ganado mucha fuerza muscular y la luz al otro lado del túnel brillaba de repente cada vez con más intensidad. Poco después de conocer la buena noticia, sentí que había mejorado mi balance general y la distribución del peso. Al darme cuenta de que aún me quedaba mucho camino por recorrer, seguí con la fisioterapia para mejorar mi flexibilidad y hacer énfasis en la calidad de los movimientos voluntarios de las articulaciones, así como en el modo de andar.

A pesar de mi estado, en mí existía el deseo de superarme o de mejorar o aprender cosas que me interesaban si se presentaba la oportunidad. Antes de padecer la discapacidad era nadadora, y de vez en cuando nadaba en la piscina de hidroterapia después de terminar la rutina de fisioterapia, pero solamente si el fisioterapeuta me daba permiso para hacerlo. No obstante, las piscinas de hidroterapia no estaban pensadas para nadar, ya que apenas miden 3 metros x 2,5 metros. Por lo tanto, estaba más que emocionada cuando fui a una piscina, que mide 50 metros de largo y tiene ocho carriles. Gracias a la ayuda de voluntarios, volví a aprender a nadar. Inicialmente con el único propósito de unirme a un viaje de buceo a Tioman.

Tras la salida de buceo, no dejé de practicar natación dos horas a la semana. En un principio, se me hundía el lado derecho del cuerpo y no podía nadar ni seis metros seguidos, pero poco a poco fui avanzando hasta los doce metros, los treinta y seis y los cuarenta y ocho. Tras practicar continuamente durante un año, no me daba cuenta de cuándo mi cuerpo empezaba a estar en equilibrio al nadar. No obstante, debido a que sufro ataques de epilepsia, no era capaz de armarme de valor suficiente para nadar los cincuenta metros completos, a pesar de que mi epilepsia estaba muy bien controlada. Cada vez que tengo que ir a nadar el largo completo de la piscina, alguien tiene que acompañarme. Al final, le pagué a un entrenador para que me enseñara algunas técnicas para salvarme y me entrenó para nadar haciendo largos. Después de cuatro lecciones, tuve la confianza suficiente para nadar los 50 metros completos, y luego 100 metros seguidos de 200 metros, 300 metros, 400 metros, y así sucesivamente. Tras la primera experiencia de buceo, conseguir un certificado de buceo me parecía mucho más tentador, lo único que me frenaba era la palabra "epilepsia".

Como tenía la epilepsia bien controlada y las probabilidades de sufrir un ataque eran casi nulas, en 2016 los médicos del Departamento de Neurocirugía me sugirieron que redujera aún más la dosis de anticonvulsivos. Los síntomas positivos aumentaron mi confianza y me atrevo a soñar con obtener en breve el título de submarinista.

# Capítulo 8

## Primer Viaje Para Bucear

Cuando uno de mis amigos me informó de una ONG que organizaba viajes de buceo para personas discapacitadas y daba clases de natación en una piscina, aproveché inmediatamente la oportunidad y me inscribí como participante. Las clases de natación duraban dos horas cada domingo por la mañana, tres meses antes del viaje de buceo. En esos tres meses, dos de mis sobrinas me llevaron en auto a la piscina, esperaron a que terminara las clases y me llevaron a almorzar antes de regresarme a casa. A dos semanas del viaje, hicimos dos simulacros: uno de snorkel y otro de buceo. Finalmente, llegó el día esperado, todos estábamos listos para el viaje, que iba a ser de 5 días y 4 noches a la isla de Tioman. Los organizadores pretendían entrar en el Libro de los Récords de Malasia consiguiendo que el mayor número de personas discapacitadas buceara durante 30 minutos a una profundidad de 6 metros bajo el nivel del mar.

El grupo estaba formado por 31 personas con discapacidad, 63 voluntarios y 20 instructores de buceo que esperaban nuestra llegada a la isla. Nos reunimos el 21 de agosto de 2014 en Setia Walk Gallery, Puchong, Selangor, a las 22.00 horas. Mientras todos los participantes entraban poco a poco, toda la sala de espera parecía la sala de espera del aeropuerto. Se colocó una mesa como mostrador de registro temporal, después de que todas las sillas de ruedas, andadores y equipajes fueran etiquetados según 4 colores, y se separó a los participantes en grupos de seis. Los participantes fueron separados en grupos de seis. En cada grupo había dos discapacitados y cuatro voluntarios; se nos dijo que identificáramos a los miembros de nuestro grupo para poder buscarnos cuando necesitáramos ayuda.

En el momento de subir al autobús, el equipaje y las sillas de ruedas con etiquetas del mismo color se cargaban en el maletero del autobús; a los que podían ponerse de pie y caminar, los voluntarios les ayudaban hasta que se sentaban de forma segura, y a los que no podían ponerse de pie, los voluntarios les llevaban hasta sus asientos. Este mismo proceso se llevó a cabo cuando las personas con discapacidad bajaron de los autobuses. Para terminar, partimos en 4 autobuses a medianoche. Durante el viaje, hicimos dos paradas para cenar y para ir al baño.

Alrededor de las 7 de la mañana llegamos a Tanjung Gemok, Mersing; desayunamos en una de las antiguas cafeterías. Tras el desayuno, todas las personas en silla de ruedas fueron llevadas al embarcadero cercano y los autobuses enviaron nuestro equipaje al embarcadero. Estuvimos unas 3 horas en el vestíbulo del embarcadero porque el primer servicio de ferry empezaba a las 11.30 de la mañana. En ese tiempo, los voluntarios tuvieron tiempo de organizar el equipaje y algunos papeles.

Al llegar el ferry, los voluntarios tuvieron que trasladar primero el equipaje y después a los usuarios de sillas de ruedas. El proceso de embarcar en el ferry fue parecido al de embarcar en el autobús, con la diferencia de que el traslado al ferry era más peligroso y difícil debido al mayor número de escalones de piedra que conducían al ferry. Sin embargo, los voluntarios se las arreglaron para subir al ferry.

El trayecto en ferry duró unas dos horas y media, durante las cuales me enteré de que hay unos cuantos kampongs en la isla de Tioman porque el ferry hacía 2 o 3 paradas para que los pasajeros embarcaran y desembarcaran. Por último, llegamos a nuestro destino y a la última parada del ferry, Kampung Salang.

Cuando llegamos, nos recibieron los instructores de un centro de buceo local y su personal. Fuimos a comer mientras ordenaban el equipaje. Tras el almuerzo, nos dieron las llaves de nuestras habitaciones, al volver recogimos los chalecos salvavidas y las máscaras de buceo y nos indicaron que volviéramos el último día del viaje. Las habitaciones estaban pensadas para que dos o tres voluntarios las compartiesen con una persona discapacitada. Después supe que la mayoría de los voluntarios eran buceadores titulados de distintos niveles. En cada sesión de snorkel y buceo, al menos dos voluntarios apoyaban a cada participante discapacitado. Antes de ir al viaje, estaba algo preocupada por las actividades que el organizador había planeado, pues temía que los voluntarios no pudieran verme y encontrarme si me perdía, por lo que me compré un traje de baño de un color muy llamativo (de esos que brillan en la oscuridad de color amarillo).

Al día siguiente realizamos algunas sesiones de snorkel. En la mañana, montamos en lanchas motoras a un sitio de snorkel, y después del almuerzo, fuimos a otro sitio de snorkel. Los viajes en lancha motora fueron ventosos y emocionantes, con el mar rodeándonos. Me recordaba a las veces que mis amigos y yo montábamos en motos acuáticas. Aquel recuerdo y aquel momento me hicieron llorar. Anteriormente me gustaban los deportes acuáticos, pero bucear era algo que estaba más allá de mis posibilidades, y participar en una prueba de buceo durante la discapacidad era algo fuera de mi imaginación. Pudimos ver la vida en el mundo submarino con multitud de peces de colores y corales, además de otra fauna y flora. Tras hacer snorkel en el mar, volvimos a nuestras habitaciones para descansar un poco antes de volver a hacer snorkel por la tarde, esta vez cerca de la playa. A la noche descubrí que tenía las pantorrillas muy quemadas por el sol.

La actividad más esperada fue el cuarto día: buceo con personas discapacitadas. A las nueve de la mañana nos reunimos para una sesión informativa. Para no correr riesgos innecesarios, el organizador y los instructores de buceo priorizaron la seguridad por encima de todo. Se había previsto que cinco personas con discapacidad bucearan cada vez; por lo tanto, las personas con discapacidad se dividieron en seis grupos. Con cada persona se sumergiría un instructor de buceo apoyado por un maestro de buceo. La inmersión duraría treinta minutos, durante los cuales tendríamos la rara oportunidad de que un fotógrafo nos hiciera fotos bajo el mar. Me emocioné tanto durante la sesión informativa que se me salieron las lágrimas. La emoción se apoderó de mí porque, desde que quedé discapacitada, jamás había imaginado participar en actividades deportivas desafiantes, y mucho menos bucear. Me parecía tan surrealista que, después de tantos años, aún tuviera la oportunidad de hacerlo realidad. Me sentí totalmente libre, buceando en el mar, sin barreras ni obstáculos estructurales o arquitectónicos. Experimenté la gravedad cero, flotando entre peces, corales y demás fauna y flora del mundo marino. Para las personas discapacitadas, esta oportunidad de bucear puede muy bien ser la oportunidad de su vida. Sobre todo porque amigos y familiares podrían considerar el buceo demasiado peligroso. Es más, esta actividad requería un esfuerzo de grupo para garantizar su éxito, porque el viaje a este paraíso submarino no sería fácil, especialmente con la participación de personas discapacitadas.

Me sentí muy agradecida con todos los voluntarios e instructores de buceo, los voluntarios nos habían acompañado durante todo el viaje, en tierra, y en el mar, sin ellos, esta experiencia única en la vida no hubiera tenido lugar.

# Capítulo 9

## Buceadora Certificada

Al acabar la excursión de buceo a la isla de Redang en 2015, un instructor de buceo de Sabah se interesó por colaborar con la ONG al año siguiente, así que empezamos a planificar un viaje de buceo a Sabah a principios de 2016, en el que yo formaba parte del comité organizador. Resultó que la planificación era complicada porque sería mucho más difícil desde el punto de vista logístico. Además, se complicó aún más por el hecho de que, debido a las normas de seguridad, un avión solo podía llevar hasta un número limitado de pasajeros en silla de ruedas. Los preparativos duraron seis meses antes de emprender el viaje. Esta vez llevábamos con nosotros a veinte personas discapacitadas, de las cuales diez viajaban para realizar descubrimientos y las otras diez intentaban obtener el título de submarinistas. Tres semanas antes del viaje, el equipo de instructores de buceo de Sabah llegó a Subang Jaya, Selangor, para realizar sesiones en aguas confinadas y hacer algunos trámites.

El 28 de julio de 2016, sesenta voluntarios y veinte personas discapacitadas tomaron dos aviones diferentes de dos compañías aéreas distintas y llegaron al aeropuerto internacional deKota Kinabalu. El co-organizador en Sabah recibió cordialmente nuestra llegada. Ellos han preparado varios todoterrenos, camionetas y dos autobuses para transportar a nuestro grupo hasta el embarcadero. Desde allí, nos dirigimos en lancha motora a la isla de Semporna, donde el comedor del centro de buceo nos sirvió para cenar, recibir información y socializar.

Los dos días siguientes tuvimos suerte porque hizo buen tiempo. Fuimos a bucear dos veces al día, por la mañana y por la tarde. La tarde del 30 de julio llovió mucho y el viento era fuerte. Al día siguiente, tuvimos que posponer la inmersión de la mañana a la tarde por el fuerte viento y la corriente. Ni siquiera la visibilidad era buena durante la inmersión de la tarde. En esta excursión, aprendí a salir desde el barco con el equipo de buceo puesto; había visto a gente hacerlo en la tele y en vídeos y me parecía genial; y ahora yo podía hacer lo mismo, ¡fantástico!

Para intentar bucear, hay que dominar algunas habilidades.

Igualar los espacios de aire: respirar suavemente con las fosas nasales cerradas. Los oídos y las cavidades sinusales deben estar tapados.

Aprenda sobre el equipo de la zambullida - que consiste en el cilindro, el dispositivo del control de la flotabilidad (BCD), los pesos, la máscara, el regulador, la fuente de aire alternativa, el indicador del aire, y las aletas.

Las señales manuales.

Uso del chaleco.

Uso del regulador - práctica de cómo vaciar el agua del regulador.

Práctica de recuperación del regulador bajo el agua.

Limpiar el agua de la máscara.

Controlar el manómetro.

Usar aletas para nadar.

Se suponía que debía ponerme de rodillas bajo el agua, pero debido a mi discapacidad, me senté bajo el agua. Tampoco utilicé aletas porque era incapaz de ponérmelas, a causa de la inmovilidad de mi tobillo derecho.

Abandonamos la isla de Semporna después de desayunar temprano el 1 de agosto para coger nuestro vuelo. Esa mañana, estaba lloviendo y soplaba un fuerte viento con corriente, y el trayecto en barco hasta el embarcadero fue accidentado. Después cogimos los autobuses preestablecidos hasta Kota Kinabalu, donde almorzamos antes de dirigirnos al aeropuerto. De nuevo, embarcamos en dos aviones con destino a Kuala Lumpur. Salí de Kota Kinabalu sabiendo que ya tenía el título de buceadora, pero cuando recibí el carné de buceadora Padi, unas tres semanas más tarde, me sentí extrañamente feliz y orgullosa.

# Capítulo 10

## Conservación del Coral

Me quedé horrorizada cuando vi un lugar lleno de lo que parecían huesos rotos bajo el mar, todos parecían estar blanqueados después de haber estado muertos durante mucho tiempo. Cuando nadé más cerca y me fijé mejor, mi temor se disipó porque lo que yo creía que eran huesos rotos eran corales muertos. Los arrecifes de coral de los parques marinos locales se reducen debido a la dureza del entorno, el desarrollo excesivo, la basura y el exceso de productos químicos como el aceite protector solar en el mar. Los buceadores y practicantes de snorkel, sin saberlo o accidentalmente, han matado algunos corales. Las consecuencias del cambio climático y el calentamiento global hacen mucho más difícil preservar la belleza de este regalo de la naturaleza al ecosistema marino.

Antes de vivir esta experiencia, desconocía el peligro que suponen los seres humanos para los arrecifes de coral. Este espantoso lugar lo descubrí durante una de la inmersiones en Pulau Perhentian durante nuestros viajes de buceo del 20 al 23 de julio de 2017. Lo más destacado del viaje de buceo fue sin duda la conservación del coral; lo segundo, que 22 personas con discapacidad se unieron al viaje de buceo; y lo tercero, que unos 60 voluntarios participaron en el viaje. Los 80 voluntarios partimos de Puchong en tres autobuses y un coche. A las 9 de la mañana llegamos a la estación de autobuses de Kuala Besut; estábamos asombrados de que hubiera un baño accesible en las inmediaciones, en la puerta ponía VIP. Desde la estación de autobuses hasta llegar al embarcadero había poca distancia, y tardamos unos 30 minutos en llegar a la isla en barco.

A pesar de que los corales son resistentes, aún necesitan nuestra ayuda para crecer y así compensar el daño que se les ha hecho. La restauración de los corales empezó uniendo tubos de PVC para formar una estructura de coral que, una vez terminada, se plantaría bajo el lecho marino. Al atar los corales al marco diseñado a mano, contribuimos a su crecimiento. Es crucial hacer un seguimiento para garantizar que los corales plantados crecen sanos. Perhentian Island Resort adoptará este proyecto de restauración de corales como uno de sus programas de responsabilidad social corporativa.

A través de este proyecto, confiamos en crear conciencia sobre la conservación de los corales. Si más personas fueran conscientes de la disminución de los corales en nuestros parques marinos, tal vez les importaría más y tomarían medidas como evitar contaminar el mar con basura y productos químicos, tocar o dar patadas a los corales, y los pescadores bombardear en busca de peces. Puede parecer poco esfuerzo plantar los corales, pero si sirve para que más gente se dé cuenta de la disminución de la vida marina, ya ha servido para algo. Por eso, tanto la educación como la acción desempeñan un papel importante en el rescate de los arrecifes de coral.

Ahora, usted debe estar preguntándose ¿cómo se las arreglaron personas discapacitadas para sumergirse a 5 metros bajo el nivel del mar y atar corales a la estructura? ¿Y cómo subieron estas personas a los barcos y se adentraron en el mar? Es difícil, pero no imposible. Con la ayuda de voluntarios, a algunos los llevaron a caballito, a otros en brazos y a otros los levantaron con o sin sus sillas de ruedas hasta la orilla, para luego utilizar hamacas y sillas de ruedas sin ruedas para ayudar a las personas con discapacidad a subir a las embarcaciones. De nuevo, con la ayuda de voluntarios, unos cuantos discapacitados se echaron hacia atrás para entrar en el mar con sus equipos de buceo puestos, y algunos se pusieron sus equipos de buceo con la ayuda de después de haber sido ayudados a entrar en el mar.

Guiados por voluntarios, los discapacitados se movían con libertad por debajo del nivel del mar.

Algunos voluntarios señalaban cuándo había que descender, en qué dirección, y señalaban especies submarinas poco comunes, como rayas y peces payaso. Antes de que llegáramos al lugar de plantación del coral, algunos voluntarios ya habían cortado y recogido corales en canastas, solamente había que atar un trozo de coral al armazón de PVC.

Pudimos sumergirnos en las zonas de coral que habían adoptado la Junta de Impuestos Internos de Malasia y la laguna D'. Por suerte, los corales están sanos y presentan una bella escena en ambos sitios. Ojalá que en el futuro ningún buceador o practicante de snorkel encuentre un sitio lleno de corales de aspecto apagado, encalados y rotos.

Mientras buceaba, veía hermosos corales y muchos tipos de peces nadando a su alrededor, debajo de ellos, en cada grieta y hendidura, y me sentía animado, tranquilo y sereno. Por el contrario, no veo ninguna señal de vida marina en el espantoso espectáculo. Por último, esforcémonos al máximo por nuestros parques marinos cuando y donde podamos, de modo que podamos disfrutar de una vida marina vigorosa, sana y fuerte para las generaciones venideras.

# Capítulo 11

## Pilates y Fisioterapia

Actualmente, sigo teniendo problemas de coordinación. No puedo mover voluntariamente los dedos ni el tobillo del pie derecho. Además, no controlo bien los músculos de la rodilla y la cadera derechas. No obstante, agradezco mucho poder caminar, aunque no muy rápido si utilizo un andador. Creo que esto se debe en parte, por no decir totalmente, a la fisioterapia continua, gracias a varios fisioterapeutas a lo largo de los años.

Con el deseo de mejorar mi condición física, intenté practicar Pilates. En mayo del año pasado, fui a realizar la evaluación en un estudio de Pilates. Al llegar allí, en mi silla de ruedas, me sorprendió que el estudio estuviera situado en la primera planta y que el pasillo del suelo estuviera cubierto de hierba y gravilla. Un trabajador me ayudó a subir hasta el estudio. Se esforzó por llevar mi silla de ruedas hasta un ascensor situado al final del edificio, antes de llegar al estudio. Dicho estudio estaba situado al final de una hilera de casas adosadas que se habían convertido en locales comerciales. El ascensor para personas discapacitadas estaba en el otro extremo del edificio. Con todo el césped, la grava, el camino empedrado, los bordillos y los escalones, no sé cómo demonios esperaba el promotor que un usuario de silla de ruedas fuera a llegar hasta el ascensor. Como muchas tiendas estaban vacías, el baño accesible estaba en un lugar aislado, sin nadie alrededor. Cuando presenté una queja al personal sobre la inaccesibilidad del estudio, me informaron de que se estaban trasladando a unas nuevas instalaciones que estaban renovando. El estudio nuevo está justo enfrente del actual y va a estar equipado con instalaciones accesibles.

El mes de marzo de este año, fui al estudio recién renovado para otra evaluación, pensando en realizar un estudio de las instalaciones. Los locales eran un bungalow reformado con un estudio en el piso de arriba y otro en la planta baja. Hay un lavabo accesible dentro del estudio de la planta baja. En la entrada principal, la superficie está nivelada y hay una rampa que conduce al estudio. Llevo yendo a mi sesión semanal de Pilates en este estudio desde entonces. En las primeras sesiones, no era capaz de hacer muchos movimientos, necesitaba la ayuda del instructor para mover la pierna derecha en la posición inicial. Después de cada sesión, el instructor me daba "tareas" para que pudiera practicar en casa. En ocasiones, después de una dura sesión, me dolían los músculos y necesitaba dos o tres días de descanso. Los instructores solían decirme que el dolor es bueno, lo que significa que los músculos deseados están trabajando. De momento estoy satisfecha con mis progresos, ¡imagínate mi sensación de superación cuando logré hacer una plancha hace un par de meses! Además, los instructores me dijeron que me he convertido en una alumna estrella del centro.

Desde siempre me han interesado las actividades físicas; nadar, bucear, correr, ruedas, paseos, ejercicio, etc. El pasado noviembre compré un dispositivo motorizado para mi silla de ruedas, que me permite participar en atracciones. Gracias a este dispositivo, puedo visitar los puestos instalados sobre la hierba en los carnavales. Las superficies de hierba pueden ser difíciles para desplazarse o empujar una silla de ruedas. Me encanta el tenis, tanto masculino como femenino. Intenté jugar al tenis en silla de ruedas, pero me resultaba demasiado difícil, así que prefiero ver partidos de tenis. Participo en la KL Car Free Morning organizada por el DBKL el primer y tercer domingo por la mañana, de 7.00 a 9.00. Cuando el tiempo lo permite, voy a la KL Car Free Morning. Cuando hace buen tiempo, salgo a pasear por los parques. Prefiero apreciar las visitas turísticas y todo lo demás desde una altura de al menos 1,5 metros o más en lugar de 1 metro. Por otra parte, hay otro equipaje intangible cuando se viaja como persona discapacitada. No se preocupe, he encontrado una forma de disfrutar del entorno sin límites. Así es, el buceo que desafía la gravedad. Esta es una actividad a la que quizá dedique más tiempo. Recientemente, me inscribí en una sesión semanal de ejercicios dirigida por investigadores del Centro de Investigación de Deportes para Discapacitados de la Universidad de Malaya. El objetivo de estas sesiones gratuitas es motivar a las personas discapacitadas a mantenerse físicamente activas mediante diversos ejercicios inclusivos.

Es muy importante estar físicamente activos para gozar de buena salud. Y esto es especialmente cierto en el caso de las personas con discapacidad. Dada nuestra movilidad limitada, tendemos a llevar un estilo de vida bastante sedentario, lo que puede provocar un desgaste muscular y reducir la fuerza y la osteoporosis, por no hablar de enfermedades como la hipertensión y la diabetes.

Recientemente, participé en The Catwalk of Malaysia 2018 que se realizó el 9 de diciembre, éramos 12 en la categoría Unique Star, de los cuales siete eran personas en silla de ruedas y cinco usaban varios dispositivos para caminar. Al final gané el 1er subcampeonato. Los premios incluían un certificado, un trofeo y 500 RM. Recibí muchos ánimos de los espectadores, los presentadores y los jueces.

# Capítulo 12

## Madre

En 1930 nació una niña de una joven pareja. La familia estaba encantada con la llegada de la niña, pero su alegría duró poco. Había un mito según el cual, tras varios abortos, el primogénito debía ser dado en adopción para que creciera sano. Su corazón se rompió al tener que dar a la niña en adopción a una pareja sin hijos de Kajang, Selangor.

La niña, de nombre Eng, creció en su nuevo hogar. Vivía con su pobre familia en una habitación alquilada. Cuando tenía 11 años, Japón invadió Malaya. Eng recordaba muy bien la brutalidad de los soldados japoneses, los bombardeos y los cadáveres esparcidos de las víctimas. Sus padres adoptivos y Eng escaparon a una finca dedicada al caucho y vivieron en una casa de palafitos hecha de bambú. Su familia se escondió en túneles para evitar a las tropas que merodeaban.

El arroz era un producto escaso en aquella época. Cuando conseguían un poco, el arroz que conseguían era amarillento y estaba mezclado con cemento o arena, y había que lavarlo muchas veces. Se alimentaban de cualquier cosa comestible: tapioca, boniatos y setas silvestres.

Al terminar la ocupación japonesa, la familia siguió viviendo en la finca de caucho. Un día vinieron a visitarla los padres biológicos de la niña. Al parecer, tras dar en adopción a su primer hijo, la pareja regresó a China.

Allí, la mujer dio a luz a un niño. Al poco tiempo, la pareja regresó a Malaya y se asentó en Segamat, Johor, donde tenían una tienda de bicicletas. Más tarde llegaron dos niñas a la familia.

Más adelante, Eng y su madre adoptiva encontraron trabajo en una fábrica de caucho a unos 10 km de su casa alquilada. Tenían que levantarse de madrugada para ir caminando al trabajo todos los días. Como no tenían reloj, dependían del sol para saber la hora. En una ocasión, la madre de Eng confundió la luz de la luna con la del sol y la despertó. Tras caminar durante horas, aún no había señales del amanecer. La madre de Eng se dio cuenta de su error. Afortunadamente, consiguieron que un camionero las llevara a casa.

Durante su estancia en la fábrica de caucho, Eng fue víctima del acoso de sus compañeros. Se burlaban de ella porque nunca había podido ir a la escuela y era analfabeta.

Cuando por fin la familia abandonó la fábrica, Eng le dijo a su padre adoptivo que deseaba asistir a clases nocturnas. Su padre objetó porque no veía la importancia de la educación para las niñas. En cambio, le dijo que le pidiera una bicicleta a su padre biológico en Segamat.

La joven tomó un tren hasta Segamat y regresó a Kajang con una bicicleta de segunda mano. Ese viaje de alguna manera reavivó los lazos entre Eng y sus padres y hermanos biológicos.

Eng consiguió trabajo en una empresa de tabacos. Mientras tanto, su padre adoptivo, vendedor ambulante de rickshaw, se había vuelto adicto a la marihuana. Cuando no trabajaba, Eng se dedicaba a ayudar a su madre a encontrar a su padre entre los porros de marihuana, buscando detenidamente su rickshaw estacionado.

Después, Eng fue a trabajar a una empresa de bebidas donde limpiaba botellas recicladas. Llevaba botellas por docenas a la espalda hasta que le creció un grueso callo en la parte superior de la espalda. Aún hoy se le ve el bulto en la espalda.

Eng salió de excursión con unos amigos y conoció a mi padre, con quien se casó más tarde. Ambos tenían entonces 23 años.

Un año más tarde, la pareja tuvo una niña. Después vinieron dos niños y otras seis niñas, para gran disgusto de mi abuela paterna. Yo fui la séptima. Por suerte, no dimos a ninguna de las niñas en adopción, aunque perdimos a la más pequeña por un problema respiratorio.

Mamá asumió sus responsabilidades como nuera, esposa y madre de ocho niños.

Mi abuela paterna era una mujer muy conservadora. Mientras que los niños podían pasar tiempo al aire libre, las niñas debían quedarse en casa y ayudar en las tareas domésticas para que se convirtieran en amas de casa obedientes.

Cuando le diagnosticaron cáncer de garganta a la abuela, mi madre se convirtió en su enfermera a tiempo completo hasta que falleció.

Hay un antiguo proverbio chino que dice: "Las mujeres sostienen la mitad del cielo". Mi madre es una de ellas.

Tras la muerte de mi padre a los 58 años, mi madre luchó por sacar adelante a la familia. En aquel momento recibí una oferta para continuar mis estudios en una universidad local. Mi madre me alentó a aceptar la oferta y así lo hice. Mi madre y mi hermana pequeña trabajaban en la cantina de una fábrica para ayudarme a estudiar. Años de duro trabajo afectaron la salud de mi madre.

Cuando me diagnosticaron un tumor cerebral a los 32 años, mi madre se convirtió en mi pilar. Ella estuvo conmigo durante toda mi hospitalización. Me recuperé de dos operaciones cerebrales, pero no pude moverme.

Mi madre era capaz de mantener una actitud positiva frente a los retos, lo que me inspiró a seguir siendo tenaz.

A sus 93 años, a mi madre aún le gusta cocinar en las reuniones familiares. Ahora tiene 22 nietos y diecisiete bisnietos.

Estoy muy orgullosa de mi madre y ruego para que siga gozando de buena salud y siga siendo feliz durante muchos años.

# Capítulo 13

## Mi Aventura con el Inglés

¿Me creerán que un profesor de inglés me regañó por no hablar bien inglés? Porque escribí un ensayo que solo consistía en 4 palabras.

Esto ocurrió cuando estaba en segundo de primaria. En un examen parcial, teníamos que escribir un ensayo de unas 150 palabras con el título" Mi pasatiempo". Empecé con "Mi pasatiempo es leer" y no sabía cómo continuar. Traté de escribir más, pero no se me ocurría nada. Cuando se acabó el tiempo, entregué el trabajo.

Al día siguiente, tuvimos un examen de otra asignatura. La profesora de inglés era la encargada del examen y, de repente, preguntó: "¿Quién es Ng Ah Keat?" Levanté la mano y me puse en pie inmediatamente. Su voz enfadada me respondió: "¿Sabes que podría ponerte un cero? ¡No tienes ni idea! Me quedé perpleja. Todos mis compañeros miraban hacia abajo, a sus hojas, pero yo sabía muy bien que todos habían oído las palabras de la profesora. Me sentí dolida y avergonzada al mismo tiempo.

Durante el resto de la semana, me sentía triste, decaída y, demasiado avergonzada para mirar a mis amigos a los ojos. Intentaba averiguar qué podía hacer para mejorar mi inglés. Finalmente. Me decidí;

Primero, opté por el Diccionario Inglés para Lectores. Que tiene de todo: explicaciones, ejemplos de frases. Y lo que es más importante, al final del diccionario hay una lista de verbos, sustantivos, presente, pasado y participio pasado.

Segundo, empecé a leer todos los libros de cuentos ingleses que tenía. The Mill on The Floss, David Copperfield, Little Women, etc. El diccionario estaba siempre a mi lado para que pudiera consultarlo cuando lo necesitara.

Para variar el material de lectura, también compré periódicos y revistas y los guardé durante días y meses. Siempre que comprábamos algo nuevo, como un electrodoméstico. Ponía el producto delante de mí y leía el manual en inglés.

Al cabo de seis meses, mientras entregaba los exámenes corregidos, la profesora de inglés se quedó impresionada con mis notas y me dijo: "Has mejorado mucho, ¿has ido a clases? La miré a los ojos y le dije con orgullo: "No, he aprendido sola".

A pesar de que mi nivel de inglés escrito era aceptable, mi nivel de inglés hablado era muy bajo. En las vacaciones escolares, trabajaba como vendedora y aprovechaba las oportunidades para mejorar mi expresión oral comunicándome con los clientes.

Posteriormente, conseguí aprobar inglés en el Sijil Rendah Pelajaran y en el Sijil Pelajaran Malaysia, y más tarde me saqué el título de inglés avanzado en la universidad.

Antes odiaba a la profesora de inglés porque su forma de actuar me afectaba emocionalmente. Hoy en día le agradezco que, de no ser por ella, no estaría motivada para mejorar mi inglés, aunque todavía no estoy de acuerdo con su método de motivación: avergonzar a una niña de 15 años en público. Podría no haber salido del todo bien. Por suerte, respondí positivamente.

Señoras y señores, ¿creen que ya no me preocupa el inglés? Desde luego, no me preocupa el inglés escrito. Soy autora de dos libros, uno de ellos en inglés. No obstante, soy muy tímida cuando hablo en inglés públicamente. Pero trabajando duro y con determinación, nada es imposible, recuerden que la práctica hace al maestro.

# Capítulo 14

## Sintiéndome Vulnerable

Recuerdo haberme sentido extremadamente vulnerable después de que surgiera mi discapacidad. ¿Quién podía culparme? De la noche a la mañana perdí el control de mi cuerpo. No tenía nada roto ni fracturado, pero mis extremidades no podían funcionar con normalidad y perdía el equilibrio, lo que provocaba caídas y lesiones. Al tener problemas de movilidad, no dejaba de pensar en lo que pasaría si hubiera un incendio, una emergencia en la que tuviéramos que evacuar, ¿cómo demonios voy a hacerlo?

Viviendo en un barrio ilegal, donde las casas están muy cerca unas de otras y son de madera y zinc, cualquier incendio sería desastroso. Dos incendios anteriores ocurridos a apenas 100 metros de nuestra casa habían marcado mi memoria. E incluso después de empezar la fisioterapia, seguía pensando que no podría caminar lo bastante rápido, moverme con agilidad y, por tanto, evacuar a tiempo.

Ante el temor a los problemas de movilidad, realicé algunos preparativos. En primer lugar, contraté un plan de servicios funerarios para mi madre. Quería que tuviera una despedida digna si eventualmente nos dejaba, ya que yo no podría ocuparme suficientemente de ello. En segundo lugar, hice testamento.

Cada vez que me caía y sufría lesiones, emergía la autocompasión y las preguntas de por qué a mí. El 2 de abril de 2022, mientras me sentaba a un lado de la cama para extender la colchoneta de ejercicios, me caí de repente, al intentar protegerme con las manos, mi cara golpeó el suelo por el impacto y me sentí mareada durante unos segundos antes de ver que me salía sangre. Al oír el golpe, mi madre llegó a la habitación. Al ver la sangre, se dio cuenta de que eran los labios. Gracias a la rutina que seguía practicando varias veces a la semana, pude darme la vuelta y sentarme. Mientras recogía la colchoneta, lloré y me pregunté en silencio "¿por qué tuve que ser yo? Yo tenía una educación superior y un futuro prometedor, "¿por qué tengo que vivir así mi vida? Por supuesto, lloré, pero después me armé de valor. Con una mano apoyada en el marco de la cama, cerca de la ventana, y la ayuda de mi madre, logré sentarme otra vez en la cama. Sin embargo, volví a sentir los efectos de la epilepsia: me flaqueaban las piernas y me tumbé a descansar.

Después, al mirarme en el espejo, descubrí que tenía el labio superior muy hinchado y moratones en el tabique nasal y en la frente. Luego sentí dolor alrededor del cuello y en el codo izquierdo. Sin embargo, al día siguiente descubrí una zona azul púrpura en el abdomen del lado derecho.

# Capítulo 15

## Cosas Que Le Gusta Hacer a Mamá

Mi madre tiene muchos pasatiempos: tejer, coser, hacer manualidades, jardinería, criar aves de corral, cocinar y hornear. Y lo más sorprendente es que en todos sus pasatiempos no tuvo ningún maestro ni mentor, sino que aprendió sola. Lo aprendió observando y estudiando productos ya hechos. Solía tejer zapatos de señora con mi abuela, que luego vendían para generar ingresos.

Mi madre también es un sastre autodidacta, cosía toda nuestra ropa cuando éramos pequeños. Además, se encargaba de coser la ropa de la abuela y de sus amigas. Incluso confeccionó cortinas a los 90 años. Antes, cuando teníamos espacio, mamá criaba gallinas y patos, y plantaba verduras. Ahora, a sus 90 años, tiene que conformarse con plantar macetas y plantas de flor.

Además, mamá es una gran cocinera. Incluso a sus 90 años, preparaba unos diez platos y manjares con los que rezaba a sus antepasados. Mi madre insiste especialmente en preparar sus manjares para los festivales: nian goes para el Año Nuevo Lunar, dumplings para el festival del dumpling y bolas de arroz glutinoso para el solsticio de otoño.

Mi madre, siguiendo los pasos de mi abuela, es una taoísta devota, que rezaba diligentemente a todas las festividades del año del calendario lunar. Desde el Año Nuevo Lunar, el Cumpleaños de la Emperatriz de Jade, el Cumpleaños de Kwan Yin, el Cumpleaños de Tudi Gong, el Cumpleaños de Tua Pek Gong, el Festival del Dumpling, el Festival del Fantasma Hambriento, el Festival del Medio Otoño, la Celebración de las Nueve Emperatrices, hasta el Solsticio de Otoño, y el ciclo se repite año tras año. Aparte de estos, están los aniversarios de los antepasados: bisabuelos, abuelos y padres. Para el aniversario de los antepasados, la madre debe preparar el pastel de ñame. Además del pastel de ñame, la madre también prepara platos de pescado, cerdo, verduras, arroz, pollo y, a veces, sopa.

Mi madre espera mucho de mis hijas. El hogar debe estar ordenado, incluidas las habitaciones, los baños, la cocina y el jardín, en caso de haberlo. Las habilidades culinarias deben ser superiores a la media, si no mejores, y personalmente deben estar bien arregladas o, como mínimo, ordenadas. Generalmente, nuestra madre es el principal juez de los resultados de sus hijas. Todas mis hermanas han cumplido de alguna manera las expectativas, a mí antes me salía muy bien mantener la casa ordenada, pero ya no. En cuanto a la cocina, no tengo tiempo suficiente para desarrollar esta habilidad mientras aprendo otras.

# Capítulo 16

## Mis Hermanos y Hermanas

Mis hermanos y yo éramos callados. No expresábamos nuestros sentimientos o emociones tan fácilmente. Tampoco hablábamos abiertamente en el desayuno, la comida o la cena. Además de la diferencia de edad, creo que el hecho de estar expuestos a un entorno diferente tuvo mucho que ver. No recuerdo la última vez que discutimos; cuando no estábamos contentos con algo o con alguien, no decíamos nada. Por eso, después de sufrir la discapacidad, no expresé mi miedo, ansiedad e incertidumbre a mis hermanos, sino que me lo callé y me levantaba en mitad de la noche a llorar hasta quedarme dormida. Esto fue así durante muchos años. Sin embargo, agradezco a mi madre y a mis hermanas que se aseguraran de que estuviera a salvo, comiera bien y tomara a tiempo los medicamentos recetados por los médicos.

Mi hermana mayor, Kim, nació en 1954. Desde muy joven trabajó como aprendiz de costurera. Se casó a los veinte años. Posteriormente, se convierte en ama de casa a tiempo completo. Ella tiene dos hijas y tres hijos. El mayor tiene unos 40 años. Aunque Kim sufre esclerosis múltiple. Sin embargo, Kim lleva una vida feliz con su esposo, cinco hijos, cuatro nietos y una nieta.

Mi hermano mayor, Cheong, nació en 1955. Cuando estaba en quinto de primaria, Cheong se fue a trabajar a un aserradero de Trengganu, en la costa este de Malasia. Regresaba a casa de vez en cuando para la época festiva. Se casó mientras trabajaba en Trengganu, tiene tres hijos una niña y dos niños. Cheong y su familia regresaron definitivamente tras el fallecimiento de su padre. Posteriormente, encontró trabajo en Semenyih, Selangor. Para mayor comodidad a la hora de ir y volver del trabajo, toda la familia se mudó a Semenyih unos meses más tarde. Cheong es un buen artesano, todos los trabajos de mejora del hogar en la casa familiar los hacía él. A él le gustaba estudiar productos mecánicos y pescar. Gran parte del pescado que comimos era su cosecha de pesca. Actualmente vive feliz con su esposa, sus hijos, tres nietos y dos nietas.

Mi segundo hermano, Joo, nació en 1957. Al nacer, mi abuela le propuso que compartiera la paternidad con mi tío, fallecido tiempo atrás. Así estaba escrito en las tablillas de nuestros antepasados; el mismo acuerdo se aplicó a algunos de mis primos. Tras finalizar el primer ciclo de educación secundaria, trabajó en la industria F & B, Joo acompañó a sus amigos en un viaje por Europa al final de su adolescencia. Luego trabajó con su hermano mayor en Trengganu, en el mismo sector. Cuando falleció nuestro padre, Joo regresó a casa, pero vivía con su futura esposa en una habitación alquilada. Dos años más tarde, Joo se casó y decidió volver a la casa familiar. Tienen dos hijos, una niña y un niño. Joo es algo bueno cocinando, siempre que nuestra madre no podía cocinar, la cocina se convertía en territorio de Joo.

Mi segunda hermana, Kee, nació en 1959. Fue a trabajar como aprendiz de costurera al final de la adolescencia. Se casó a los veinte años. Desde entonces, se dedicó a tiempo completo al hogar. Ella y su esposo tienen tres niñas y un niño. Viven felices con sus hijos y dos nietos y una nieta.

Mi tercera hermana, Lian, quien nació en 1961, aprendió a ser sastre a finales de la adolescencia. Hizo trabajos de costura y sastrería a domicilio. Se casó a los veintitantos y, aunque se convirtió en ama de casa a tiempo parcial, siguió cosiendo a domicilio. Lian y su esposo tienen tres hijos. Vive feliz con su esposo, sus hijos y sus tres nietos y una nieta.

Mi cuarta hermana, Cha, nació en 1964. Después del primer ciclo de educación secundaria se integró en la industria F & B como cajera. Se casó a los veinte años y siguió trabajando a tiempo completo tras contraer matrimonio. Tienen un niño y una niña y viven juntos felizmente.

Mi hermana menor, Yew, nació en 1969. Después de cursar el primer ciclo de educación secundaria, trabajó con mi madre en el puesto de comida del taller. Cuando nuestra madre se jubiló, Yew se puso a trabajar en una óptica. Se casó a los veintitantos y siguió trabajando a jornada completa. Yew y su marido tienen dos niñas y un niño, y viven felices juntos.

Todos mis hermanos, excepto Cha y Yew, se casaron antes de que yo me graduara. Cha y Yew se casaron dos años después de que yo empezara a trabajar.

# Capítulo 17

## Despertando

Después de perder la movilidad por una enfermedad, fue entonces cuando me di cuenta de lo importante que es la movilidad para que una persona se sienta normal. Comprendí que había estado dando por sentada la salud física. Antes pensaba sin lugar a dudas que mantenerse físicamente sano durante nuestros años productivos es normal y natural. Aquello explicaba por qué me sentí deprimida durante tanto tiempo tras el inicio de la discapacidad. A pesar de que logré mirar más allá de la discapacidad, en el fondo de mi corazón quedaba una herida imposible de curar. Probablemente, antes de que me golpearan, llevaba treinta y dos años disfrutando de libertad e independencia. Desde que era adolescente, he hecho muchas cosas; estudiar, trabajar, adquirir cosas para la casa y solicitar los servicios públicos que necesitamos en nuestro hogar. Llevé a mi madre de vacaciones a varios lugares, al tiempo que cuidaba de su salud. Tras la muerte de mi padre, llevé a mi madre y a Yew al mercado ambulante y luego al taller. Estudié cuatro años y pasé dificultades económicas en la universidad antes de graduarme con honores en Economía. Disfruté de una carrera satisfactoria. ¿Por qué tiene que pasar esto?

Cuando me privaron de mi movilidad, me sentí indefensa porque necesitaba ayuda para todo. ¿Dónde estaba mi dignidad? Mi orgullo estaba herido. Uno de los momentos más deprimentes fue cuando vi a mi madre trabajar sin descanso por mí. Se encargaba de mi comida y mis bebidas y me limpiaba cada vez que me ensuciaba. Hubo un momento en que mi madre se negaba a salir porque quería estar cerca de mí. Fue entonces cuando le sugerí que contratara a un ayudante. Al menos estaría cerca cuando mi madre tuviera que salir.

Mi madre siempre se preocupaba por lo que pudiera pasarme cuando ella ya no estuviera. Estoy segura de que ya ha pensado en numerosos planes para mí. Vivir en una residencia con asistencia es una opción, pero como madre china tradicional se opone a la idea. Según lo que había planeado, quiere que siga viviendo en la casa familiar con mi segundo hermano. A pesar de que llevo más de dos décadas viviendo con parálisis, sigo siendo objeto de actitudes condescendientes por parte de los demás.

# Capítulo 18

## La Vida No Es Tan Fácil

Si me preguntaran si soy feliz, la respuesta dependería de cómo se defina la felicidad. ¿Es tener una carrera exitosa, riqueza, autos elegantes o una casa exclusiva? ¿O es tener una mente y un cuerpo sanos? Pero, repito, la respuesta depende mucho de las circunstancias: a veces no podemos tener todas las cosas buenas de la vida, pero cuando sacamos lo mejor de todo lo que tenemos, superando los obstáculos, la vida es satisfactoria.

Tener la mente y el cuerpo sanos es la mayor posesión. Desafortunadamente, no todo el mundo dispone de estos bienes básicos de forma natural. Algunas personas nacen sin funciones corporales normales, y a otras les son arrebatadas en un momento posterior de sus vidas, debido a ciertos acontecimientos desafortunados, como accidentes y enfermedades. Ambas situaciones pueden conducir a la parálisis o discapacidad de una persona.

Por lo general, hay dos grandes tipos de discapacidad: física y no física. Las no físicas incluyen discapacidades intelectuales, mentales y sensoriales (auditivas, visuales o ambas). Pero los efectos psicológicos entre la discapacidad natural y las discapacidades que se producen más tarde en la vida pueden ser muy diferentes. En el caso de los que nacieron con discapacidades, la adaptación tuvo un papel más importante que los ajustes mentales. En cambio, para aquellos con discapacidades que se produjeron después de un accidente o una enfermedad, el efecto psicológico podía ser devastador. En ocasiones, jamás superamos el trauma y este lamentable escenario puede desembocar normalmente una baja autoestima, depresión e incluso el suicidio. Considero que quienes adquirieron discapacidades más tarde en la vida, no deberían renunciar a un nuevo estilo de vida, aunque inicialmente les resultara anormal.

Atravesar y vivir con una discapacidad es muy difícil, tanto mental como físicamente, independientemente del tipo de discapacidad. La mayor parte de las veces, las familias participan en todo el asunto de la discapacidad porque son de las primeras en tener contacto con la persona afectada. Todo depende de la persona discapacitada y de su familia, siempre que puedan superar todas las barreras y afrontar las preguntas y miradas que la gente ajena pueda hacerles. Por lo demás, las personas con discapacidad siguen pudiendo disfrutar de su vida de la forma que mejor les convenga y con lo que tienen. Hay personas que se sienten incómodas e inquietas cuando están cerca de personas con discapacidad, ya sean adultos o niños. Probablemente, sea esta la razón por la que los adultos discapacitados y los padres de niños discapacitados se esconden en sus casas y los padres protegen a sus hijos discapacitados del mundo exterior en un intento de proteger a sus hijos. Hay adultos discapacitados que consideran que sus discapacidades son demasiado vergonzosas y son rechazados en lugares públicos. Esto ocurre con los que tienen problemas de salud mental y los discapacitados físicos. Hay también familiares que sienten miedo de que su familiar discapacitado llame demasiado la atención y no están dispuestos a exponerlo al mundo exterior.

A pesar de que vivimos en un mundo más civilizado y moderno, la sociedad tiene ciertos estereotipos sobre los discapacitados; por ejemplo: la mayoría de las veces la sociedad, y con ella la comunidad de discapacitados, ve la discapacidad como una enfermedad, algo que hay que arreglar, una anormalidad que hay que corregir o curar. Por su parte, la persona discapacitada se plantea hacer esto o aquello después de recuperar la movilidad o lo que sea que le impida disfrutar de la vida.

Aunque la sociedad considera que los discapacitados solamente pueden hacer esto y lo otro si recuperan plenamente su capacidad física, la persona discapacitada exitosa es un ser sobrehumano que triunfa sobre la adversidad de un modo que sirve de inspiración a los demás. Esta es una representación muy errónea de las personas discapacitadas. Las personas discapacitadas únicamente quieren llevar una vida normal igual que todo el mundo, y la necesidad de superar muchas adversidades surge de la necesidad y no de la elección. Todas las personas tienen que superar dificultades en determinadas etapas de la vida, ya sean personas sanas o discapacitadas. Solo que quizá los discapacitados necesiten superar más obstáculos que las personas sin discapacidad, pero tengan la seguridad de que la vida de los discapacitados sigue igual. No es necesario demostrar que hemos triunfado convirtiéndonos en grandes deportistas o en otros campos y sirviendo de inspiración a los demás. Asimismo, no todos los discapacitados aspiran a ser Usain Bolt o Michael Phelps.

Las discapacidades más trágicas son las que no tienen cura posible, cuando fracasan todos los intentos de curación, pero la discapacidad es verdaderamente trágica cuando una persona discapacitada no puede ver que hay vida más allá de la discapacidad. Asimismo, las personas discapacitadas no son consideradas como seres humanos completos, sino como personas parciales o limitadas, vulnerables, débiles, víctimas de la explotación, la violencia y el abuso, a quienes no se les puede dejar que tomen decisiones acertadas; a veces, las personas queridas que intentan ayudar pueden llegar a ser demasiado condescendientes.

Prácticamente, todos, si no todos, los padres con hijos discapacitados tienen algo en común: ¿qué les ocurrirá a sus hijos discapacitados cuando ellos ya no estén? Y esto es así, independientemente de la edad del niño discapacitado, ya sea un bebé, un niño pequeño, un adolescente o un adulto. Normalmente, la gente cree que la vida con una persona discapacitada es una vida de molestias constantes, y que las personas sin discapacidad tienen la obligación continua de ayudarlos; sin embargo, yo no estoy de acuerdo con que se exija a las personas discapacitadas un precio por su bienestar futuro. Por ejemplo, obligar a un discapacitado a aceptar una injusticia, porque la otra parte puede desempeñar un papel importante en el bienestar futuro del discapacitado.

Si tanto la sociedad como las propias personas discapacitadas pudieran pensar de forma diferente con respecto a la discapacidad, supondría un gran paso adelante para la sociedad en general y para la comunidad de discapacitados en particular. En vez de esperar que la sociedad cambie de mentalidad, ¿qué tal si nosotros, la comunidad de discapacitados, tomamos la iniciativa de cambiar nuestra mentalidad e influir en la sociedad para mejorarla?

Hacemos un llamado a todos los discapacitados: No vivan de acuerdo con los estereotipos de la discapacidad, ya que son obsoletos.

# Capítulo 19

## La Vida Está Llena de Incertidumbres

La vida está llena de incertidumbres. Como también la imagen, las relaciones, la riqueza, la salud o la pobreza. Un rostro hermoso puede arruinarse en cuestión de segundos, al parecer, amigos inseparables pueden tomar caminos separados en circunstancias imprevistas o complicadas, la riqueza puede esfumarse si no se gestiona con prudencia y una persona sana puede decaer sin previo aviso si una enfermedad repentina la ataca o le diagnostican una enfermedad grave. En cambio, la pobreza no es permanente. Una familia pobre puede mejorar su situación económica adquiriendo habilidades o conocimientos.

Habiendo visto algunos casos repentinos y demasiado prematuros de muerte de mis compañeros de clase, primos y sobrinos, la vida podía ser así de frágil e imprevisible, me preparé para mi muerte. Hace unos años me compré un terreno para enterrarme y un paquete funerario. Después de estos casos tan prematuros, es natural que agradezca cada momento de mi vida, aunque viva con parálisis. Por eso no permitiré que una silla de ruedas me impida seguir adelante. Confío en poder ver el arcoíris tras las tormentas sufridas por mi salud. Aunque las posibilidades de recuperar mi plena capacidad física son mínimas, sigo trabajando duro para conseguirlo, porque creo en la perseverancia y la determinación a la hora de hacer frente a los retos desde que era joven. Aunque no obtuviera resultados, al menos lo intentaba.

A pesar de que las relaciones sociales pueden cambiar frente a la adversidad, sé con certeza que hay dos cosas que superarán el paso del tiempo y las pruebas: el amor de una madre por sus hijos y la relación entre nuestros semejantes. Aunque el diagnóstico de un tumor cerebral nos unió más a nuestra familia, nos unimos como una sola persona ante mi discapacidad.

Cuando empecé a padecer esta discapacidad, sentí que el mundo se derrumbaba a mi alrededor, pero mi madre fue mi pilar durante todos estos años. Fue duro de aceptar y a la vez traumático para todos nosotros. Todos mis hermanos cambiaron su rutina habitual para ofrecerme el apoyo necesario y asegurarse de que me cuidaban bien y atendían mis necesidades. Mi madre tardó un año en aceptar contratar a una asistenta doméstica.

Fue el punto más bajo de mi vida, de no ser por mi madre y mis hermanos, que más bien despertaron en mí el instinto de supervivencia; no sería capaz de salir adelante ante la adversidad, independientemente de lo que me deparara el futuro. Si anteriormente había considerado que la movilidad era algo natural, la discapacidad me dio una segunda oportunidad de aprender las técnicas de supervivencia para vivir un nuevo estilo de vida. Saber adaptarme fue crucial para aprender a sobrevivir en una nueva condición de vida. Todos los días y casi cada segundo aprendo a adaptarme a un entorno completamente nuevo. Ojalá algún día sea lo bastante independiente físicamente para que mi madre pueda estar tranquila.

Conozco a personas a las que se les diagnosticó un meningioma y, por culpa de cosas que salieron mal o que no se pudieron arreglar durante la operación, algunas salieron del quirófano ciegas o sordas, o sin habla, o perdieron para siempre la lucidez mental. Agradezco que, aunque el tumor cerebral me dejó discapacitada, lo demás de mí está intacto. Pero hay algunas cosas a las que siempre deberé prestar atención: debo ser capaz de controlarme emocionalmente. Cuando me enfado o me altero demasiado, los nervios se apoderan de mí, me cuesta hablar o repito las palabras y mis extremidades inferiores empiezan a temblar sin control.

Necesito descansar lo suficiente tanto mental como físicamente para poder moverme bien a lo largo del día. Las convulsiones son más frecuentes cuando estoy demasiado cansada. También es importante la posición de mi pierna, e incluso a veces tengo que utilizar la mano para posicionarla bien, porque me di cuenta de que la posición de la pierna derecha es uno de los desencadenantes de la epilepsia.

Algunas personas que he conocido me han dicho que Dios debe de tener otros planes para mí en la vida, en lugar del típico camino hacia el éxito que siguen los demás: educación, trabajo, carrera, cosas materiales, etcétera. Puede que Dios pretendiera ponerme los pies en la tierra, sin el tumor cerebral me hubiera convertido en una persona egocéntrica empeñada en alcanzar el éxito. A lo mejor era el plan de Dios que yo acompañara a mi madre porque todos sus hijos habían abandonado el nido. Estoy contenta y orgullosa de compartir que, con la ayuda de una empleada doméstica, pude acompañar a mi madre durante su cirugía ortopédica, y las revisiones rutinarias con el ortopédico consultor hasta su fallecimiento del consultor. Después llevé a nuestra madre a un especialista en columna vertebral y articulaciones para que le hiciera un tratamiento quiropráctico y de rehabilitación. Hoy me alegro de que mi madre esté fuerte y haya superado los noventa años.

No estoy segura de si estoy viviendo la vida al máximo, pero disfruto de cada momento. Leo los libros que quiero leer, escucho mi música favorita y escribo cuando me apetece. Tengo un estilo de vida sano: me alimento saludablemente, nado entre 700 y 800 metros una vez a la semana, camino 500 metros dos veces a la semana y recorro 10 km en bicicleta tres veces a la semana, y para mantenerme sana hago ejercicios de estiramiento con regularidad. De vez en cuando participo en excursiones de buceo para mantener la vida interesante. Todo esto lo hacía a mi ritmo, sin agobios, sin el estrés que provocan los atascos, las fechas límite o los habituales cotilleos o conflictos de oficina. Tal vez fuera una bendición después de todo. No obstante, tengo la esperanza de deshacerme algún día de la mayoría de los dispositivos de movilidad asistida; mantengamos los dedos cruzados para que ese día llegue más pronto que tarde.

Ahora, puedo visitar sola los lugares que están provistos de instalaciones totalmente accesibles; si sé que el destino no es accesible, me llevo a una empleada doméstica. Si tengo previsto llevar a mi madre a comer, de compras o a cualquier otro sitio, vamos los tres juntos.

Sí, estoy contenta y satisfecha en esta etapa de mi vida. Creo que ha llegado el momento de volver a viajar.

# Capítulo 20

## El Viaje A Guangzhou

La última vez que fui a Guangzhou fue hace más de veinte años. No tuve la oportunidad de volver a visitarla después de quedar en silla de ruedas por complicaciones tras una operación cerebral en 2001. En 2017, cuando un grupo de amigos organizó una visita a Guangzhou, decidí acompañarlos. Como sería mi primer intento de viajar a un país extranjero en silla de ruedas, me sentía entusiasmada y ansiosa por ver las distintas atracciones turísticas a un metro de altura.

El 3 de marzo de 2017, diez de nosotros llegamos a Guangzhou para encontrarnos con amigos locales y explorar Guangzhou. Dos hombres y tres mujeres de nuestro grupo eran personas sin discapacidad, incluida una mujer de 74 años; el resto eran cuatro personas en silla de ruedas y un hombre con discapacidad visual.

Al aterrizar nuestro avión en el aeropuerto internacional de Baiyun, aún no había mucha gente porque habíamos tomado un vuelo temprano. El aeropuerto era nuevo, pues se había cambiado a su ubicación actual hace doce años. Tras pasar rápidamente por la aduana, nos reunimos con nuestra amiga de Guangzhou, Su, quien nos esperaba al llegar; Su utilizaba una silla de ruedas motorizada y sería nuestra acompañante durante los siguientes tres días. Primero, nos dirigimos al hotel antes de ir a comer, no sin antes caminar por una pasarela impresionantemente construida que conducía a la estación de tren subterránea.

En cuanto entramos en la estación de metro, quedamos asombrados por el enorme desarrollo de Guangzhou. Había mucha gente en la estación, que caminaba en todas direcciones intentando tomar los trenes a ambos lados de las plataformas.

Los empleados de guardia ofrecieron un servicio ejemplar, sobre todo a los viajeros en silla de ruedas. Cuando nuestra amiga de Guangzhou lo notificó, un oficial nos condujo a un ascensor específico y, aunque en el ascensor únicamente cabían dos sillas de ruedas, el personal vigiló el ascensor hasta que todos habíamos subido o bajado. Mientras tanto, ella habría contactado con el oficial del otro lado para que nos recibiera, y este oficial y sus compañeros nos guiarían hasta el vagón concreto y nos ayudarían a subir al tren correcto.

Cuando salíamos de la estación, en la que solo había un andén eléctrico con escaleras, podíamos tardar más de una hora si utilizábamos el andén con escaleras, que solo podía transportar una silla de ruedas a la vez; para acelerar nuestro viaje, unos cuantos oficiales masculinos ayudaban a las sillas de ruedas a subir o bajar por las escaleras mecánicas. Los oficiales hacían todo lo posible por ayudar a los viajeros en silla de ruedas, hasta el punto de cederles el túnel reservado al personal.

Durante los tres primeros días en Guangzhou tuvimos que caminar mucho, y empujar sillas de ruedas y trenes. O las estaciones de metro eran muy grandes o las distancias entre destinos eran demasiado amplias. En ocasiones, para llegar a un destino teníamos que tomar dos o tres trenes. Teníamos una estación de tren a poca distancia caminando de nuestro hotel, así que todas las mañanas salíamos desde las 8 de la mañana y teníamos que superar cuestas, bordillos y aceras colocadas con material táctil hasta llegar a la estación de tren. Imagínense que el primer día llegamos con el equipaje remolcado de diez personas.

Cada vez que llegábamos a una estación estaba repleta de gente. En ocasiones tuvimos que esperar al siguiente tren porque estaba demasiado lleno para que subiéramos todos.

Nos encontramos con Joey, otro amigo de Guangzhou, para comer. Después de comer, dimos un breve paseo por la ciudad en un autobús descapotable, y por la noche hicimos de turistas en el Espectáculo Internacional de Iluminación de la Plaza de la Torre de Guangzhou. Antes de ir al Espectáculo de Iluminación cenamos en un lugar cercano donde abundaban los restaurantes. Guangzhou estaba sin duda de moda en el mundo digital. En todos ellos se puede pedir comida con un simple escaneo de un código en la mesa, también se puede pagar de la misma forma y se puede alquilar una bicicleta en cualquier lugar con un simple escaneo. El lugar donde se celebraba el espectáculo de iluminación estaba tan abarrotado que nos preocupaba perdernos entre la multitud.

El segundo día, proseguimos nuestra exploración de la ciudad en autobuses descapotables. La ciudad se veía limpia, los bordes de las carreteras y los puentes elevados estaban decorados con diversas plantas florales. Los lagos estaban limpios y con jardines bien cuidados. Un gran número de rascacielos, sobre todo alrededor de Guangzhou Tower Square, caracterizan la ciudad. Después, las mujeres salieron de compras y los hombres fueron al centro comercial digital.

Caminamos unos treinta minutos hasta un restaurante donde unos amigos de Hong Kong, Alan y Fai, iban a cenar con nosotros. Al pasar por una zona comercial, Su nos explicó que era un edificio que albergaba productos de lujo; había tiendas con artículos de marca como LV, PRADA, GUCCI, y otros.

Prácticamente, todos los lugares a los que íbamos estaban llenos de gente, centros comerciales, atracciones turísticas, etc., especialmente durante los fines de semana. Ir a las atracciones turísticas era como visitar un museo. Todas las atracciones turísticas rebosaban de historia y valores culturales. Su arquitectura era magnífica.

Durante el cuarto día, decidí quedarme en la habitación del hotel y descansar. En primer lugar, me sentía cansada y, en segundo lugar, sentía lástima por los voluntarios porque tenían dificultades para empujar la silla de ruedas que yo había traído debido a su diseño. Al tercer día, todos los integrantes de nuestro grupo sabían que mi habilidad para manejar la silla de ruedas era deficiente y al final del día mi silla de ruedas había perdido un reflector de su rueda y se había desprendido un tornillo de la misma rueda. Además, este viaje me hizo ser muy consciente de que tengo que invertir en dispositivos de movilidad motorizados si pienso viajar en el futuro.

En 2015 conocimos a Su, Joey, Alan y Fai cuando vinieron a Malasia y se inscribieron en un evento de buceo en la isla de Redang. Estuvimos cinco días en Guangzhou, del 3 al 7 de noviembre. A pesar de que todavía estamos apreciando los recuerdos, fotos y videos, nos sorprendió y entristeció la muerte repentina de uno de nuestros amigos de Teluk Intan Sr. Kennedy Hong

Chuan Lee debido a una infección viral el 8 de noviembre. Un día después de volver a casa.

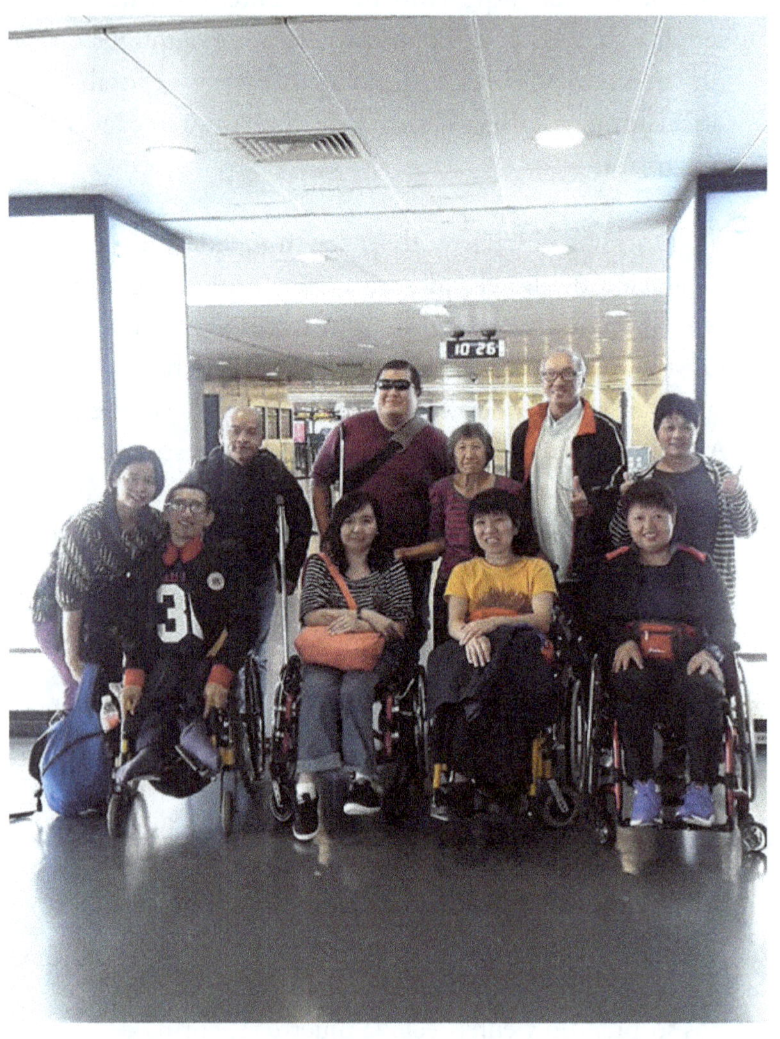

El Sr. Kennedy Hong estaba sentado a la izquierda.

# Capítulo 21

## El SARS Covid-19

El Covid-19 entró en nuestro mundo a finales de 2018, y antes de que fuera declarado pandemia por la Organización Mundial de la Salud, asistí a un acto benéfico a principios de febrero de 2020. Aproximadamente dos semanas después de que Malasia obligó a controlar los movimientos que un cierre total y el uso de una máscara se convierten en obligatorios. Entonces, ocurrió algo inimaginable: se cerraron las fronteras internacionales, los aviones se quedaron en tierra y los aeropuertos se vaciaron.

El confinamiento me afectó mucho. Ya no podía ir de compras, ni a cenar fuera, ni nadar, ni pasear por el barrio por las mañanas, ni hacer pilates, ni bucear. E incluso después de que disminuyeran las restricciones, no me atrevía a salir a la calle, porque la amenaza del virus es muy real, con oleadas de variantes en constante aparición.

Cuando vi que las cifras de infecciones y muertes en el país seguían aumentando, no pude evitar empezar a pensar: "¿Y si me contagio y acabo muriendo?" Pensé en las cosas que había planeado hacer, pero que aún no había hecho. A finales de 2020, publiqué mis memorias médicas en inglés y chino.

Después, en abril de 2021, me uní a un club Toastmasters en mandarín, y en septiembre de 2021 me uní a un club Toastmasters en inglés. Desde que ingresé en los clubes, las reuniones se realizan en línea. Así que, desde el pasado abril de 2021, he tenido muchas sesiones de Zoom.

En 2022, más países están abriendo sus fronteras: Malasia abrió las suyas el 1 de abril de 2022. Dado que se están flexibilizando las restricciones para viajar, mi empleada doméstica aprovechó la oportunidad para volar de vuelta a Bali, Indonesia.

# Capítulo 22

## Si Se Quiere, Se Puede

Gracias a la apertura de las fronteras internacionales, ya podemos volver a volar. La industria del turismo, que incluye el sector de los viajes y la hostelería, podría mejorar en breve. Pienso que los operadores turísticos que ofrezcan instalaciones totalmente accesibles o adaptadas a sillas de ruedas tendrán más oportunidades que aquellos que no ofrezcan el mismo tipo de servicios. Ha llegado el momento de que los agentes turísticos apliquen los principios del diseño universal a sus productos y servicios.

Soy una superviviente de un tumor cerebral y tengo que tener en cuenta muchos aspectos a la hora de viajar. La accesibilidad es una preocupación clave.

Hace algunos años, tuve la oportunidad de viajar a la Costa Este con un grupo de personas discapacitadas.

Viajamos con la compañía aérea nacional y quedamos encantados con el trato que el personal del aeropuerto ofreció a los pasajeros con discapacidad. Los traslados de ida y vuelta al avión transcurrieron sin problemas.

Sin embargo, no tuvimos tanta suerte con las habitaciones de hotel.

Dado que el hotel no tenía habitaciones adaptadas para discapacitados, tuvimos que conformarnos con lo que nos proporcionaron.

Todos teníamos problemas con los baños.

No podíamos acceder a la ducha porque estaba dentro de la bañera, así que el personal nos proporcionó sillas y palas de plástico.

El fregadero también estaba fuera del alcance de los usuarios de sillas de ruedas.

Para bañarnos, debíamos utilizar la manguera que había junto a la taza del inodoro. Imagínense bañarse con agua fría a primera hora de la mañana.

Algunos tuvimos muchas dificultades para acceder al baño en silla de ruedas. No fue diseñado para acomodar sillas de ruedas y el mal diseño y la mala posición de los accesorios se sumaron a nuestra miseria.

Las habitaciones de hotel adaptadas a discapacitados deben contar con adaptaciones estándar, con camas, interruptores y alarmas de emergencia colocada a alturas adecuadas.

Los baños deben ser lo bastante grandes para acomodar sillas de ruedas, y todos los accesorios, incluidas las barandillas, deben estar al alcance de la mano.

Otro aspecto importante es si los restaurantes y otros locales de comida y bebida, como los bares, son accesibles.

Imaginemos que tenemos hambre y nos dirigimos a un restaurante solo para averiguar que no podemos acceder a él por falta de instalaciones. ¿Cómo se sentiría?

Cuando nos vamos de vacaciones, nos preocupa si los baños de los restaurantes y lugares públicos son accesibles para personas discapacitadas y si podemos o no acceder a los centros comerciales.

Ojalá el próximo Año 2014 de Visit Malaysia fuera más inclusivo y el sector turístico y hostelero aplicara los principios del diseño universal a todos sus productos y servicios.

El diseño universal supone diseñar edificios, productos y espacios que satisfagan las necesidades de las personas con discapacidad.

Además, este diseño es consciente de que existe un amplio espectro de capacidades humanas y de que todo el mundo pasa por periodos de enfermedad temporal, lesiones y vejez.

Si diseñamos en función de esta diversidad humana, crearemos objetos más funcionales y fáciles de usar para todos.

Los principios del diseño universal son siete:

## 1. Uso equitativo

El diseño debe ser útil y comercializable para personas con capacidades diversas.

## 2. Flexibilidad de uso

El diseño se ajusta a una amplia gama de preferencias y capacidades individuales.

## 3. Uso sencillo e intuitivo

El diseño es fácil de entender, sea cual sea su experiencia, sus conocimientos, sus habilidades lingüísticas o su nivel de concentración.

## 4. Información comprensible

El diseño facilita al usuario la información necesaria de forma eficaz, independientemente de sus capacidades sensoriales.

## 5. Tolerancia a los errores

El diseño minimiza los peligros y las consecuencias perjudiciales de las acciones accidentales o involuntarias.

## 6. Poco esfuerzo físico

El diseño puede usarse de forma eficiente y cómoda con mínima fatiga.

## 7. Tamaño y espacio adecuados para el acceso y el uso

Se proporciona un tamaño y un espacio adecuados para el acceso, el alcance, la manipulación y el uso, independientemente del tamaño corporal, la postura o la movilidad del usuario.

Estos son algunos ejemplos de aplicación de los principios del diseño universal:

- Entrada a nivel del suelo, plana y sin escaleras;

- Superficies con texturas que requieran poca fuerza para atravesarlas;-> Superficies estables, firmes y antideslizantes;

- Puertas interiores anchas (92 cm), pasillos y alcobas con espacio de giro de 152 cm x 152 cm en puertas y callejones sin salida

- Manillas de palanca para abrir las puertas en lugar de pomos giratorios;

- Interruptores de la luz con grandes paneles planos en vez de pequeños interruptores de palanca;

- Botones y otros controles que puedan distinguirse al tacto;

- Rampas y barandillas para acceder a la piscina;

- Etiquetas con letra grande en los botones de control de los equipos.

Soy consciente de que Kuala Lumpur no es una ciudad muy accesible para los discapacitados, y de que hay pocas habitaciones de hotel accesibles, pero creo que "si se quiere, se puede".

Todavía se pueden arreglar algunas cosas. ¿Los responsables del sector estarán preparados si los turistas visitan nuestro país con toda la familia incluida, padres ancianos, niños pequeños y bebés en carritos?

Y no esperemos que la gente deje en casa a sus familiares discapacitados.

Sería maravilloso que nuestras agencias de viajes se esforzaran al máximo por facilitar transporte accesible a nuestros turistas discapacitados.

Y sería aún mejor si las agencias colaboraran con hoteles y restaurantes para ofrecer alojamiento y servicios accesibles a sus clientes.

También sería muy útil que las agencias de viajes facilitaran a los turistas discapacitados información sobre instalaciones adaptadas. Por ejemplo, ¿dónde está el baño accesible para discapacitados o el ascensor más cercano?

En el sector servicios, gana quien ofrece mejores servicios.

# Epílogo

## La Esperanza Ilumina
## el Camino

El tiempo vuela, resulta tan surrealista que hayan pasado más de dos décadas desde mi operación cerebral del 20 de noviembre de 1998. Ese día me llevaron en silla de ruedas al quirófano para realizarme una cirugía cerebral mayor para extirparme un tumor cerebral. No sabía que la bestia que había invadido mi cerebro dejaría un rastro y más tarde redefiniría el curso de mi futuro.

Me gustaría compartir mi alegría de ser una persona que ha sobrevivido a un tumor cerebral con el mayor número posible de personas, en particular con aquellas afectadas por tumores cerebrales. Me gustaría transmitir esperanza a los pacientes con tumores cerebrales y a quienes están a su alrededor, y sensibilizar sobre los profundos efectos de un tumor cerebral en los pacientes.

Siempre tengo presente el 15 de noviembre de 1998. Me diagnosticaron un tumor cerebral llamado meningioma. En ese momento tenía 32 años.

Una resonancia mostró que el tumor medía 5 cm. A los cuatro días me operaron para extirparlo. Aunque el tumor era enorme, me sentí feliz de salir del quirófano viva (aunque no coleando) ocho horas más tarde. Fue una operación muy delicada y difícil. Pasé tres semanas en el hospital y progresé adecuadamente.

A los cuatro días de volver a casa, me volvieron a ingresar por una hemorragia. Estuve en el hospital otros 10 días y me dieron el alta la víspera de Año Nuevo de 1999. Tuvieron que pasar otros seis meses antes de que me dijeran que estaba en condiciones de volver al trabajo.

Fui una paciente obediente y nunca dejé de acudir a las citas médicas ni de tomar la medicación a la hora prevista. A pesar de mi dedicación, el neurocirujano detectó una recaída dos años después. Me explicó que, debido al tamaño del tumor, no había conseguido llegar a la raíz durante la operación. Luego señaló que la reaparición estaba muy cerca de la aorta, por lo que la cirugía invasiva era imposible. El tratamiento recomendado era la radiocirugía estereostática, en la que se administra radiación de forma muy precisa a un tumor cerebral sin afectar a los tejidos circundantes.

A los seis meses, el 1 de junio de 2001, experimenté un ataque de gran mal (caracterizado por la pérdida de conciencia y una violenta contracción muscular) al que siguió una parálisis en el lado derecho del cuerpo.

Las esperanzas de una pronta recuperación se desvanecieron a medida que los días se transformaban en semanas... y meses. Avancé poco. La desesperación, el miedo y las preocupaciones se apoderaron de mí en medio de la negación y la depresión. Al final, llegué a una fase en la que me sentía muy mal. Ante la perspectiva de tener que vivir con parálisis, mi futuro se volvía sombrío.

La discapacidad fue un golpe cruel para mí. Veía cómo mi mundo se desmoronaba ante mí y sentía una profunda pérdida. Los sueños de viajar, ascender en la empresa, tener un bonito vehículo y una casa acogedora se habían esfumado.

¿Acaso la vida sería dolorosa y sin sentido ahora que me había quedado sin movilidad? Como persona que valora su independencia y libertad, la cruel realidad era muy difícil de aceptar.

Me sentía tan angustiada como una corredora de maratón que se cae después de terminar tres cuartas partes de la carrera más importante de su vida. De repente, la felicidad se veía inalcanzable para mí.

Empecé a ser introvertida y distante, y me resultaba imposible relacionarme con amigos y excompañeros. No hace falta decir que mi círculo social se redujo. Mi discapacidad me impedía asistir a cualquier reunión social a menos que la realizaran en mi casa.

El pesimismo y la negatividad se apoderaban de mi mundo. Me sentía incapacitada, improductiva e incomodada por los demás.

Me encerré en mi caparazón y evité a la gente todo lo posible. Fue entonces cuando descubrí el poder del apoyo emocional y la forma en que cambió mi vida. Mis familiares nunca me abandonaron y siguieron dándome su amor y apoyo incondicionales. Agradezco eternamente a mi madre y a mi gran círculo familiar de siete hermanos y sobrinas y sobrinos que llenaran mi casa de alegría y regocijo e iluminaran mis días.

La recuperación es un largo camino. La recuperación emocional impulsó mi recuperación física. Inicié sesiones de fisioterapia y, a medida que mejoraba mi fuerza muscular, también lo hacía mi confianza.

Considero que el propósito de la vida es buscar la felicidad. Y que uno debe tener salud, familia, amistad, carrera, logros y esperanza para encontrar la felicidad. Me pareció muy injusto que me arrebataran todo esto por culpa de una enfermedad.

En las últimas dos décadas he sufrido muchos altibajos. Después de cada recuperación, el alivio; después de cada caída, la frustración. Me caí muchas veces, me levanté otras tantas y lloré aún más. Tras cada caída me volvía más decidida y me tomaba en serio mis sesiones de fisioterapia.

Hoy estoy orgullosa de mirar hacia atrás, a estas dos décadas, con una sonrisa. A pesar de que no he recuperado toda la movilidad, he sobrevivido a la parte más dura del viaje y he logrado evitar una discapacidad mayor.

Aprendí a apreciar más la vida, a valorar mis bendiciones y a no dar nunca las cosas por sentadas.

Para aquellos que de repente tienen que enfrentarse a una discapacidad, permítanme darles un poco de aliento. Nunca te hundas en la autocompasión cuando la vida te da un golpe cruel. El dolor y la negación pueden ser naturales, pero no dejes que se instalen en tu vida. Es posible que por el camino pierdas algunos amigos, pero los seguirás teniendo y los seguirás apreciando.

Ser capaz de perdonar y olvidar sin aferrarse a rencores u odios puede ayudarlo a estar tranquilo. No se deje llevar por el ocio; opte por pasatiempos que se adapten a sus circunstancias. Pruebe a tener un animal de compañía: puede ser muy terapéutico.

La paciencia es una virtud, sobre todo cuando tienes necesidades especiales. Y lo más importante, cuídese mucho. Después de todo, usted es responsable de su propia vida.

# Por la Senda de los Recuerdos

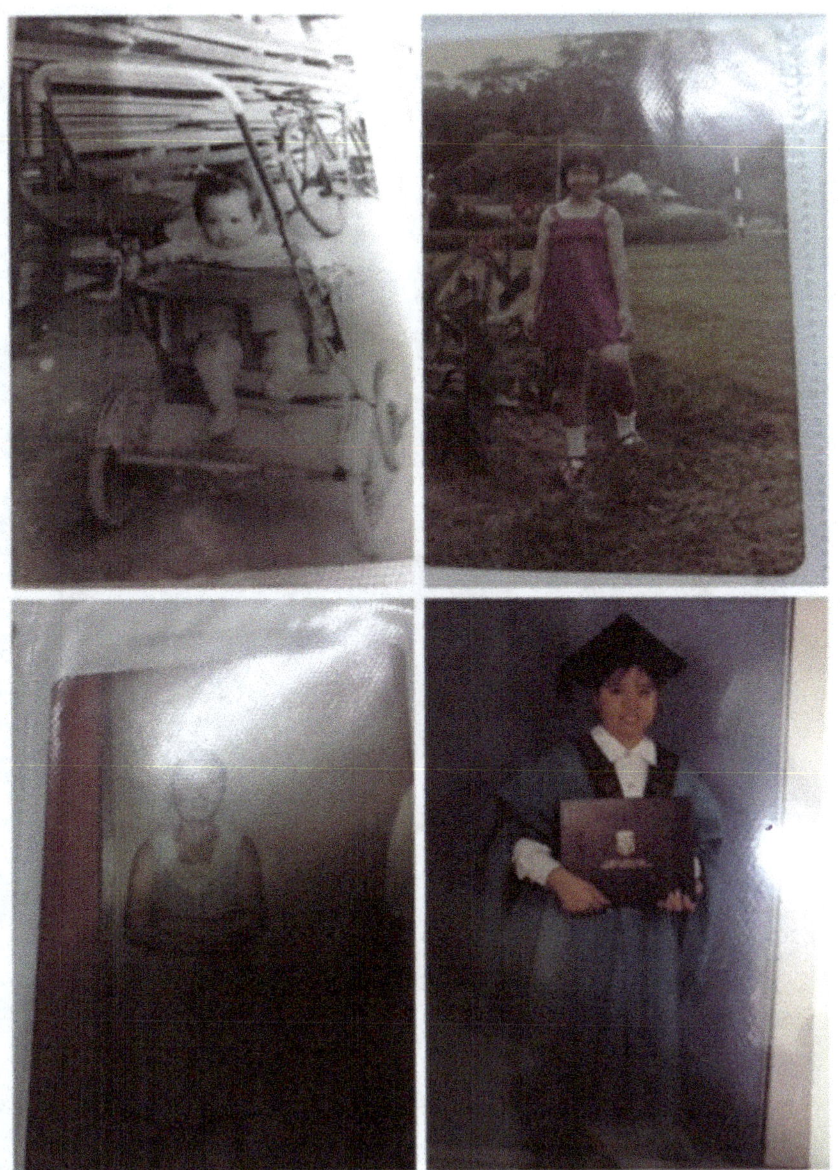

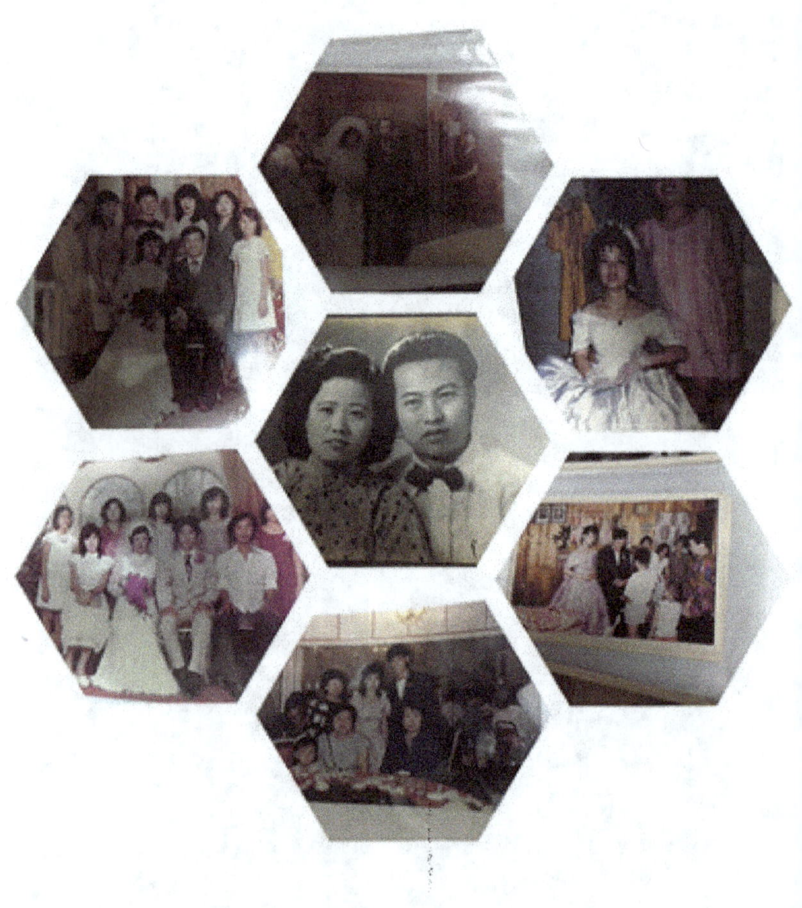

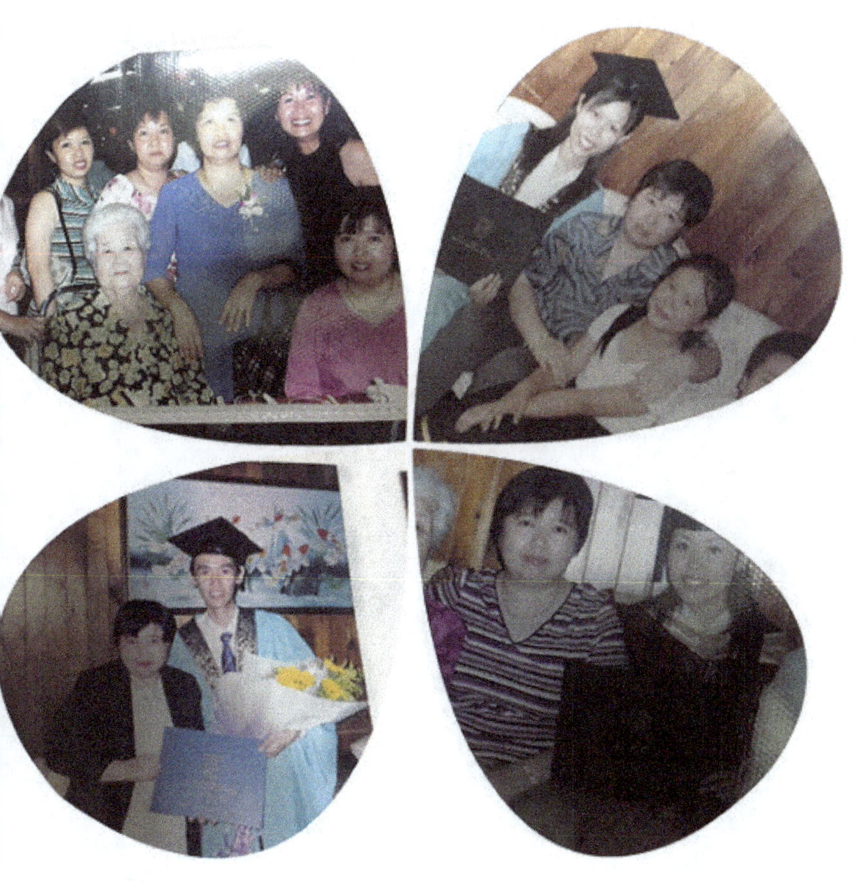

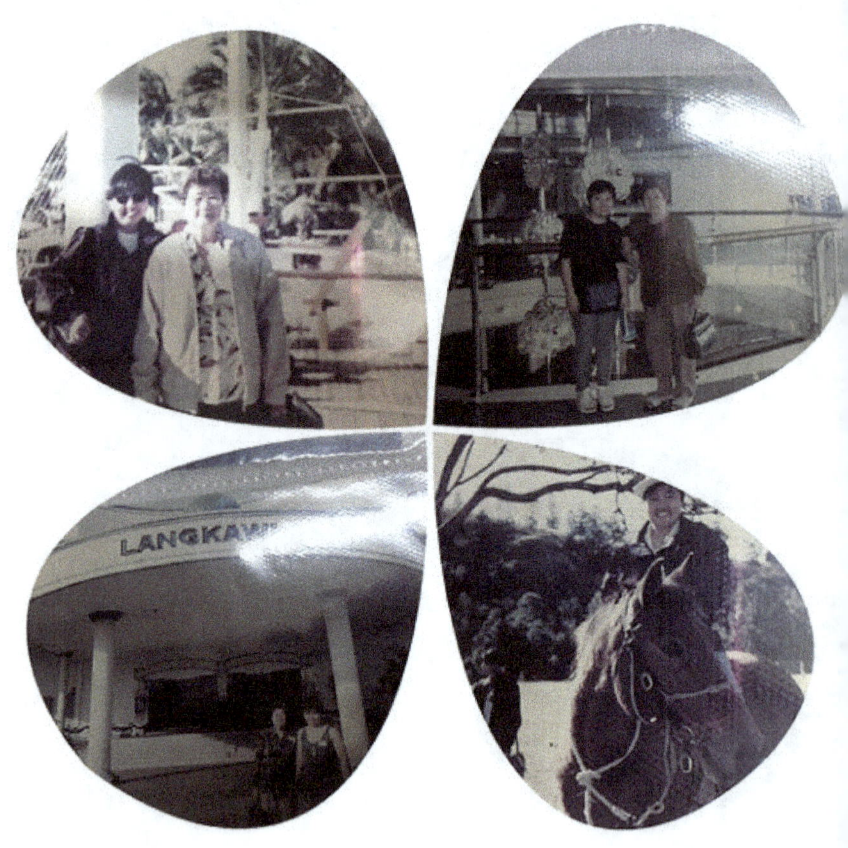
LANGKAWI

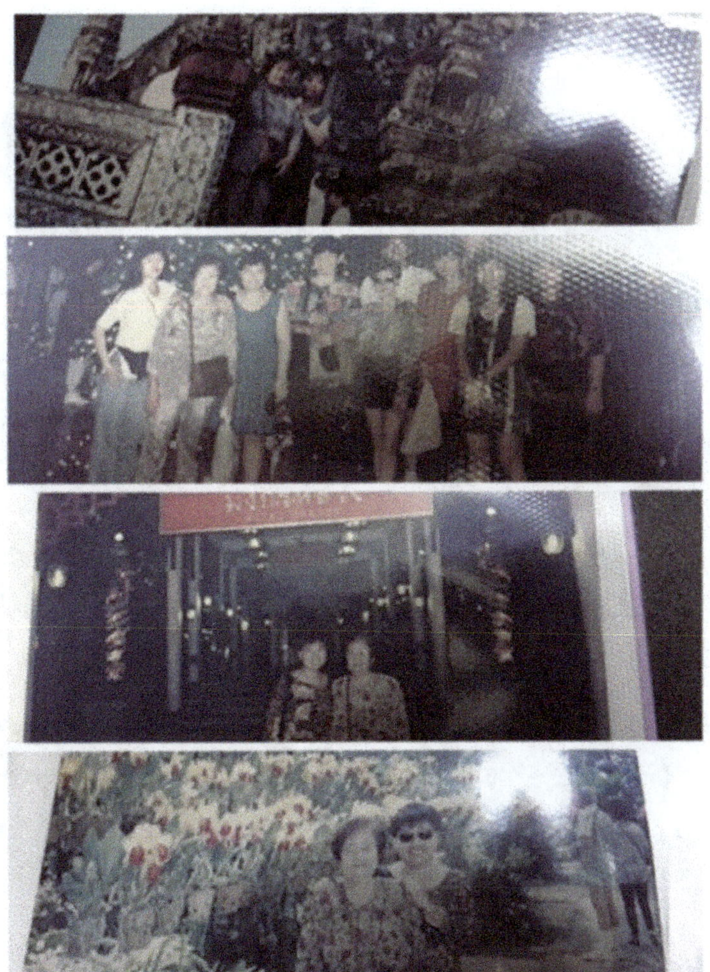

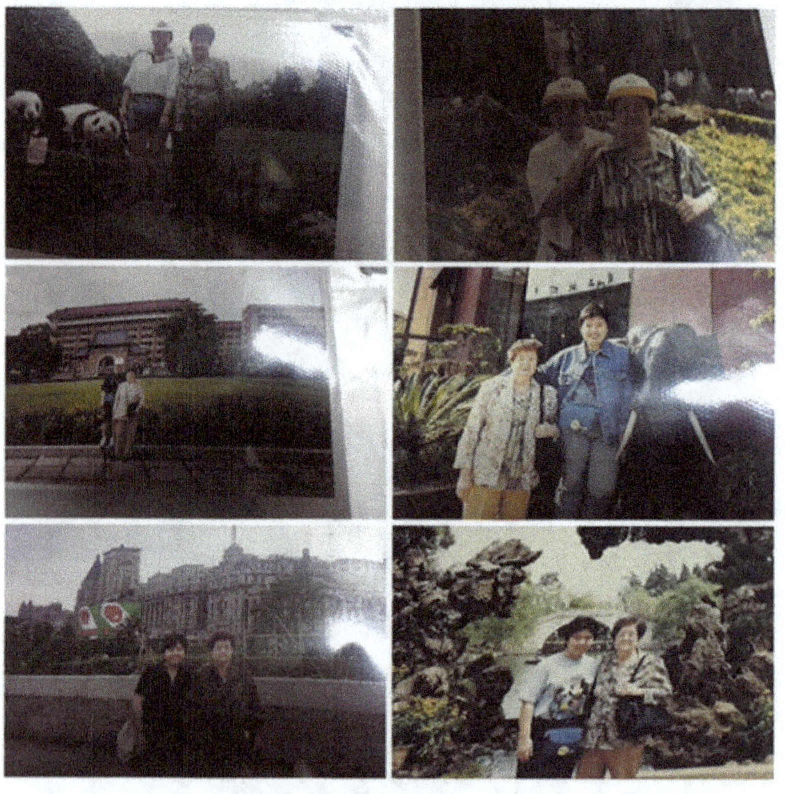

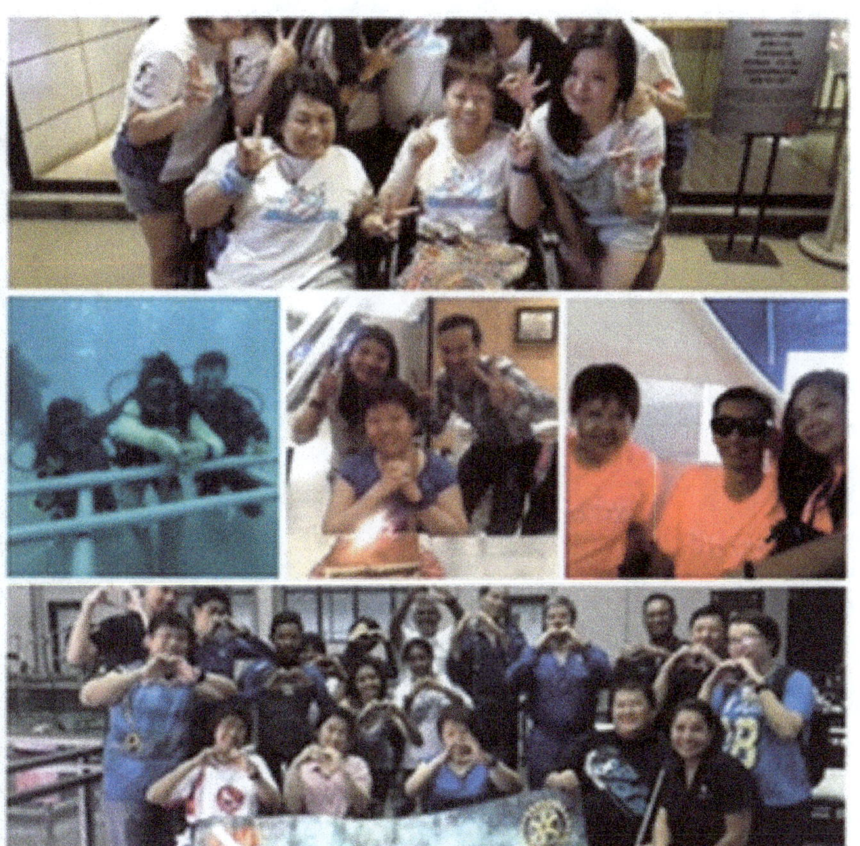